Pr Luc Cynober
Dr Jacques Fricker

La Vérité sur les compléments alimentaires

Odile Jacob

15, RUE SOUFFLOT, 75005 PARIS

www.odilejacob.fr

ISBN 978-2-7381-2151-6

Introduction

L'utilisation de compléments alimentaires est un phénomène de société qui repose sur un triptyque, nutrition-santé-longévité. En ce début de XXIe siècle, le corps est devenu notre ultime sanctuaire et nous sommes prêts à tout faire (ou presque) pour le conserver beau, jeune et en bonne santé. Dans cet objectif, l'alimentation joue, nous le savons bien, un rôle primordial. Mais il n'est pas toujours simple de manger sainement et il est tentant de chercher à optimiser les effets de la nourriture sur notre corps grâce aux compléments alimentaires, ces comprimés ou pilules magiques et mystérieuses dont nous espérons obtenir tonus, minceur et santé.

Cependant, si la démarche du consommateur est louable, encore faut-il savoir quand et comment les choisir : à trop vouloir bien faire pour sa santé, on peut obtenir des effets inverses, négatifs pour l'organisme. Il était donc important qu'un livre fasse le point sur cette question, précisant l'intérêt, les limites, voire les dangers des compléments alimentaires. Un livre qui explique la différence entre ce qui est autorisé et ce qui ne l'est pas, qui précise la frontière entre ce qui est un complément alimentaire et ce qui est un médicament. Il ne s'agit pas seulement d'établir une liste, certes utile, de produits intéressants ou non, mais également de sensibiliser le lecteur à une démarche active qui concerne à la fois la santé publique et sa propre santé.

Le complément alimentaire est un concept moderne issu d'une filiation ancienne, qui remonte à plusieurs siècles. Comme souvent en sciences et en médecine, tout a débuté avec l'observation d'une situation, en l'occurrence la mise en évidence du bienfait de certains aliments.

Il en a été ainsi de l'observation des navigateurs au long cours et du rôle de la vitamine C. Lors des expéditions maritimes, l'équipage restait plusieurs semaines, voire plusieurs mois, sans toucher terre ; le scorbut frappait alors de nombreux marins (bien plus en fait que les naufrages et les pirates !) ; il se manifestait par une grande fatigue, une altération de la peau et des hémorragies. Or, lorsque les bateaux emportaient dans leur cargaison des agrumes, citrons, oranges ou pamplemousses destinés à nourrir les marins, ceux-ci se portaient mieux et ne souffraient pas du scorbut. Quelques siècles plus tard, les chercheurs mirent en évidence dans ces agrumes la molécule active contre le scorbut, la fameuse vitamine C.

Autre exemple, le rachitisme et la vitamine D. Au XIXe siècle, nombreux étaient les jeunes enfants atteints de rachitisme ; cette maladie se manifeste par un retard de croissance et des déformations osseuses. Or, lorsqu'ils consommaient régulièrement certains poissons comme la morue, sa chair et son foie, les enfants paraissaient protégés. Ainsi naquit la fameuse huile de foie de morue qui, pendant des décennies, fit grimacer les enfants mais leur assura une croissance osseuse harmonieuse. On découvrit plus tard la molécule responsable de cette protection, la vitamine D.

On pourrait évoquer bien d'autres exemples, comme la viande rouge (et son fer) qui protège de l'anémie, ou le poisson (et son iode) protecteur vis-à-vis du goitre thyroïdien et du « crétinisme », un retard mental qui était fréquent dans les régions alpestres en raison de l'éloignement de la façade maritime.

Ce fut essentiellement au XXe siècle que les progrès en biochimie conjugués à ceux de la physiologie permirent d'individualiser les molécules protectrices, indispensables à la santé. Selon leur nature biochimique, on leur donne le nom de minéraux (comme le fer ou l'iode) ou de vitamines (telles les vitamines C et D). L'étape suivante permit d'extraire ces minéraux ou ces vitamines à partir des aliments qui en sont riches, puis de les concentrer sous la forme d'un comprimé. On devint ainsi capable de réaliser les premiers compléments alimentaires. Ultérieurement, il devint possible de fabriquer des vitamines en usine, sans avoir même besoin de les extraire des aliments.

Scorbut, rachitisme, anémie, goitre thyroïdien, etc. Certains compléments alimentaires ont donc rendu et rendent encore d'inestimables services dans la prévention de diverses maladies ou dans la correction de déficits et de carences alimentaires.

Parallèlement, et plus récemment, on a développé le concept de complément alimentaire dans d'autres grands domaines : la recherche du bien-être (beauté, forme, tonus), le retard du vieillissement (médecine « anti-aging »). « Je ne veux pas prendre de rides, je veux vivre mieux, je veux vivre plus vieux et je suis prêt à payer pour cela. » Cela tombe bien, les marchands de rêves sont au rendez-vous. La promesse d'une meilleure santé, d'un vieillissement réussi et d'une vie plus longue, grâce à des apports nutritionnels optimisés, suscite un engouement de plus en plus marqué pour les compléments alimentaires.

Enfin, le concept s'est étendu à la prévention des maladies dites de civilisation comme le cancer, l'obésité ou les maladies cardio-vasculaires, voire la maladie d'Alzheimer. Chacune de ces trois grandes pathologies correspond à une problématique multifactorielle où intervient non pas un seul nutriment (comme la vitamine C dans le scorbut) mais l'ensemble de l'alimentation ainsi que le mode de vie global (activité physique, profession, etc.). Il est alors beaucoup plus difficile de prouver la pertinence de tel ou tel complément alimentaire. Il convient donc d'envisager avec circonspection l'efficacité de la prise d'un complément alimentaire destiné à accroître son bien-être, à retarder le vieillissement ou encore à se prémunir des maladies dites de civilisation. Pourtant, c'est un business colossal et en pleine expansion : en 2000, le marché mondial des compléments alimentaires était estimé à 65 milliards de dollars avec 37 % des ventes aux États-Unis, 30 % en Europe et 28 % en Asie. En France, en 2000, c'était 0,6 milliard d'euros de chiffre d'affaires. En 2006, le seul marché officinal des seuls compléments alimentaires à promesse « minceur » représentait 294 millions d'euros. En 2005, en Grande-Bretagne, les ventes représentaient un chiffre d'affaires d'environ 241 millions d'euros, hors commerces spécialisés (*health food shops*).

L'objectif de ce livre est de vous permettre de trier entre les bons compléments alimentaires et les moins bons, voire les dangereux. Notre propos est illustré par de nombreux exemples de produits. Certains ont été choisis parmi les produits vedettes en vente dans les différents circuits de distribution. Mais nous avons privilégié la citation de produits ayant fait l'objet d'études chez l'homme (ce qui n'est pas si fréquent). Nous n'avons donc pas cherché à être exhaustifs en citant tous les noms de marque. C'est d'ailleurs impossible tant le nombre de produits qui apparaissent (et disparaissent) chaque mois est important.

CHAPITRE PREMIER

Complément alimentaire, mode d'emploi...

Tout ce qui est excessif est sans importance.

TALLEYRAND.

Les compléments alimentaires sont à la mode. Que ce soit en pharmacie, dans les supermarchés, les magasins spécialisés ou sur Internet, l'offre est pléthorique. Mais nombreux sont les compléments alimentaires inutiles, voire dangereux ; heureusement, d'autres ont une influence bénéfique sur la santé, la forme, voire sur la beauté. Mais pas pour n'importe qui, ni dans n'importe quelle circonstance. À chaque période de la vie et à chaque niveau d'activité physique correspondent des besoins spécifiques ; les compléments alimentaires peuvent aider à y subvenir. Les compléments alimentaires se définissent donc par rapport à une population particulière.

Certains ont essayé d'affirmer que les femmes constituent une population particulière. À moins que d'être très machiste, cela ne tient pas, simplement parce que les femmes forment la majorité de la population. En revanche, la femme enceinte ou en périménopause constitue bien, chacune, une population particulière avec des besoins nutritionnels spécifiques.

D'autres ont considéré, pour pouvoir vendre des sodas « énergisants », que les *aficionados* des discothèques constituaient une population particulière. Encore loupé ! Mais les sportifs, eux, ont des besoins particuliers.

Comment bien utiliser les compléments alimentaires

Avant d'évoquer les compléments alimentaires, rappelons qu'une alimentation variée et équilibrée reste primordiale pour la santé, la forme, le tonus et l'équilibre pondéral. Ne faites pas des compléments alimentaires l'arbre qui cacherait la forêt : d'une part, lorsqu'on mange bien, on n'a pas besoin, la plupart du temps, de complément alimentaire ; d'autre part, aucun complément alimentaire, ou cocktail de compléments alimentaires, ne peut remplacer une alimentation équilibrée. C'est ce que nous prouvent les études scientifiques : les effets bénéfiques d'une alimentation sont supérieurs à ceux des compléments alimentaires. Ces derniers ne manquent pourtant pas d'intérêt, apprenons à les manier à bon escient.

On distingue trois familles de compléments alimentaires :

– **les nutriments essentiels**, c'est-à-dire ceux que l'organisme humain ne sait pas synthétiser, mais qui sont indispensables à la survie ; ils doivent donc absolument être apportés par l'alimentation… ou par les compléments alimentaires ;

– **les nutriments non essentiels** : comme tous les nutriments, ils sont dérivés des aliments et ils ont une action dans notre corps. Ils sont considérés comme « non essentiels » car soit l'organisme sait les fabriquer, soit ils ne sont pas indispensables à la vie ;

– **les extraits de plantes** ou de produits naturels. Très souvent, leur utilisation remonte à des origines ancestrales, basée sur l'expérience des anciens. Ils contiennent une ou plusieurs substances actives, pas forcément identifiées. Notons qu'à partir de certains produits naturels, la recherche scientifique a isolé diverses molécules à l'origine de nombreux médicaments (aspirine, taxotère, digitaline...). Selon les produits et selon les doses, leurs composants peuvent avoir un effet bénéfique sur l'organisme, un effet néfaste ou aucun effet.

Les tableaux qui suivent classent les principaux compléments alimentaires dans ces trois familles.

Tableau I. Compléments alimentaires à base de nutriments essentiels

Acide gamma-linolénique	Fer	Vitamine B12
Antioxydants en combinaison	Folates (vitamine B9)	Vitamines en cocktail
Calcium	Magnésium	Vitamine C
Bêta-carotène	Oméga-3	Vitamine D
Chrome	Sélénium	Vitamine E
	Vitamine A	Zinc
	Vitamine B6	

Tableau II. Compléments alimentaires à base de nutriments non essentiels

Arginine	Cystéine	Inositol
Carnitine	DHEA	Mélatonine
Caroténoïdes	Gamma-hydroxybutyrate (GHB)	Phosphatidylsérine
CLA	Glucosamine	S-adénosylméthionine
Coenzyme Q (Ubiquinone)	Glutamine	Taurine
Créatine		Tryptophane et sérotonine

⚠ Remarque : la plupart des molécules listées dans le tableau ci-dessus ne sont pas officiellement autorisées en France.

Tableau III. Compléments alimentaires à base d'extraits de plantes ou de produits naturels

Ail	Curcumine	Lycopène
Algues	Fucus	Papaye
Argan	*Garnicia cambogia*	Phyto-œstrogènes
Bourrache (huile de)	Ginkgo biloba	Phytostérols
Caféine	Ginseng	Polyphénols
Canneberge	Gelée royale	Prébiotiques
Catéchines	et produits	Probiotiques
Chitosan	de la ruche	Resvératrol
Choline	Gingembre	Spiruline
Citrulline	Guarana	Thé vert
Courge	Isoflavones	Vigne rouge

Les compléments alimentaires à base de nutriments essentiels (tableau I) vous seront utiles si vous avez une carence ou un déficit alimentaires, notamment si votre alimentation est réduite ou monotone. Il vous faudra choisir le complément alimentaire qui correspond à votre besoin précis, par exemple :

– du calcium en cas d'absence de produit laitier ;
– du fer en cas d'absence de viande et de poisson ;
– des polyvitamines (et des polyphénols, tableau III) en cas de faible consommation de fruits et légumes ;
– des oméga-3 si vous consommez peu de poisson, de noix, d'huile de colza, de noix ou de soja.

Circonstances à risque de carence alimentaire

Maladies digestives	Exclusion de certaines familles
Alcoolisme	d'aliments pour des raisons de :
Certains déficits génétiques	– goût ;
Âge supérieur à 70 ans (notamment lorsque l'on vit en institution)	– croyance ;
	– inconfort digestif ;
Perte d'appétit liée à certaines maladies graves	– adhésion à certains régimes (macrobiotique, végétalien, etc.) ;
Anorexie mentale	
Régime amaigrissant	– soucis financiers.

Quels que soient le ou les compléments alimentaires que vous aurez choisi de prendre, les recommandations qui suivent vous aideront à en tirer le meilleur parti.

- Évitez de cumuler les compléments alimentaires ayant la même fonction ; vous n'avez pas besoin, par exemple, de prendre trois compléments alimentaires différents censés, chacun, vous donner du tonus pour la journée.
- Évitez les compléments alimentaires mégadosés, achetés aux États-Unis ou sur Internet, qui sont souvent trop dosés d'où un risque de toxicité.
- Demandez au préalable l'avis de votre médecin et/ou de votre pharmacien.
- Évitez les achats sur Internet, notamment lorsque les produits sont fabriqués hors Union européenne. Refusez les compléments alimentaires dont la notice ne serait pas en français.
- Observez-vous. Après avoir pris votre complément alimentaire pendant une à deux semaines, vous sentez-vous mieux ? Ou au contraire moins bien ? Votre ressenti a toute son importance, car nous n'avons pas tous les mêmes réactions métaboliques.
- Sauf prescription médicale, interrompez la prise de votre complément alimentaire au moins un tiers du temps : par exemple, dix jours par mois, ou un mois sur trois. Il est bon que votre corps garde l'habitude de fonctionner sans complément alimentaire.
- Prenez connaissance de la composition du ou des compléments alimentaires que vous aurez choisi de prendre, puis lisez, dans ce guide, les rubriques se rapportant aux ingrédients prétendument actifs.

La grossesse

Comme l'a souligné Bernard Kitous, de l'Institut d'études politiques de Rennes, la grossesse est une situation emblématique de la consommation des compléments alimentaires car elle constitue un état particulier entre le normal et le pathologique, entre le temps de l'alimentation au foyer et, de façon le plus souvent très brève, à l'hôpital, entre les habitudes de consommation ordinaire et la prise en charge par le système de santé.

Une enquête réalisée en 2000, au CHU de Rennes, auprès de 100 femmes enceintes, indique que 40 % d'entre elles ont consommé des « compléments alimentaires grossesse ». Les compléments alimentaires se targuent d'apporter l'ensemble des nutriments qui risquent de manquer dans l'alimentation d'une femme enceinte. Les produits les plus connus des femmes étant (par ordre décroissant) :

– Oligobs® grossesse (Laboratoires CDD) ;
– Bioptimum® grossesse (Laboratoires Boiron) ;
– Ossopan® (Laboratoires Robopharm) ;
– Elevit® (Laboratoires Roche) ;
– Azinc® Grossesse (Laboratoires Arkopharma).

De façon intéressante, l'enquête révèle qu'une grande partie d'entre elles était déjà consommatrice de complément alimentaire avant leur grossesse.

Une alimentation variée et non restreinte assure l'ensemble des besoins nutritionnels de la femme enceinte et de l'enfant qu'elle porte. Mis à part pour les folates (voir page 147), il est alors inutile d'avoir recours aux compléments alimentaires ; certains d'entre eux ne manquent néanmoins pas d'intérêt lorsqu'il faut compléter les apports alimentaires par une supplémentation. Ce sont les nutriments suivants :

• *Les oméga-3.* Ils sont importants pour le développement du cerveau de l'enfant (voir page 167). Si vous consommez peu de poissons gras et/ou peu d'huile de noix ou de colza, un complément alimentaire s'avérera bénéfique.

• *Le fer.* L'hémoglobine diminue chez la femme enceinte : c'est un phénomène normal, lié à l'expansion du plasma au cours de la grossesse, il n'y a donc pas lieu de s'en inquiéter. Chez certaines femmes, l'hémoglobine diminue cependant de façon trop importante, jusqu'à créer une anémie. Une supplémentation en fer s'avère alors efficace ; c'est notamment le cas chez les petites consommatrices de viande et de poisson ou chez les femmes sous stérilet avant la conception : les femmes préalablement sous stérilet ont des règles, et donc des pertes en fer, plus abondantes ; aussi, elles débutent souvent leur grossesse avec des réserves en fer trop basses.

• *Les folates.* C'est LE complément alimentaire du début de la grossesse. Toutes les femmes qui envisagent une grossesse devraient en prendre dès l'arrêt de la contraception : c'est pendant les semaines « préconceptionnelles » de l'ovule et pendant les premières semaines de l'embryon que les folates sont importants pour réduire les risques de malformation du tube neural (futures moelle épinière et colonne vertébrale).

• *Le calcium et la vitamine D.* Ils sont surtout importants dans la seconde moitié de la grossesse, au cours de la phase la plus active de la croissance osseuse.

• *L'iode.* Les besoins en iode augmentent au cours de la grossesse. Les petites mangeuses de poisson sont souvent carencées, avec un risque de troubles de la thyroïde pour elles-mêmes et pour leur enfant. Les grandes carences entraînent même un risque de retard mental. Un supplément quotidien en iode de l'ordre de 100 µg (microgrammes) est le plus souvent bénéfique.

Si vous êtes enceinte et que votre alimentation manque d'un ou plusieurs de ces nutriments, vous avez deux possibilités concernant les compléments alimentaires. Vous pouvez en choisir un qui ne vous apporte que le ou les nutriments manquants ; par exemple, des folates en début de grossesse, puis de la vitamine D en fin de grossesse ; c'est la solution la plus logique. Vous pouvez préférer prendre chaque jour un seul comprimé qui vous apporterait l'ensemble des nutriments qui risquent de manquer au cours de la grossesse ; moins logique, cette solution est parfois la plus pratique. Parlez-en à votre gynécologue.

Le syndrome prémenstruel

Ballonnement abdominal, seins tendus, rétention d'eau, irritabilité, etc. : les jours qui précèdent les règles ne sont pas les plus agréables dans la vie d'une femme et plus de la moitié d'entre elles se plaint du syndrome prémenstruel. Pour les soulager, des compléments alimentaires à base de magnésium, d'oméga-3 ou de gingembre leur sont proposés.

Aucun n'a démontré être efficace, mais si vous souhaitez essayer, ils n'ont pas d'inconvénient particulier.

La périménopause

Personne ne contestera qu'il s'agit d'une période difficile dans la vie d'une femme et l'œstrogénothérapie (traitement substitutif hormonal) commence à avoir mauvaise presse (voir page 173).

Il est un domaine où la prévention s'impose ; c'est celui de la fragilisation osseuse qui conduit à une maladie, l'ostéoporose, responsable de fractures, en particulier du col du fémur. Avec l'âge, la mortalité associée est importante et, de toute façon, ces fractures sont très invalidantes. L'ostéoporose résulte d'un déséquilibre entre la synthèse de l'os (qui diminue après la ménopause) et sa destruction. Pour synthétiser de l'os, il faut suffisamment de « matériel » osseux comme les protéines ou le calcium ainsi que des stimuli que sont la vitamine D et une hormone, l'œstradiol. À la ménopause, la production de celle-ci s'effondre et, avec l'âge, la consommation de calcium diminue.

Prévenir l'ostéoporose passe, entre autres, par le calcium (produits laitiers) et surtout la vitamine D (poisson gras, œufs). Certains laitages (Calin®, Yoplait) proposent une formule enrichie en calcium et supplémentée en vitamine D. La cible marketing est clairement affichée sur l'emballage : « Calcium et vitamine D : pour les os des femmes. » Et pourquoi pas des hommes ? Ils sont, eux aussi, exposés à l'ostéoporose. Cependant, chez ces derniers, la perte osseuse est beaucoup moins spectaculaire. Elle commence dès l'âge de 30 ans et la femme ne fait que rattraper l'homme vers 55 ans. Calci+® de Danone est moins sexuellement discriminant : « Pour des os plus solides », annonce-t-il. Plus efficaces sont les compléments alimentaires à base de calcium (voir page 128) et surtout de vitamine D (voir page 204) ; mais avant d'en prendre parlez-en ` votre médecin.

La prise de phyto-œstrogènes (voir page 172), issus en particulier du soja, vise à suppléer la carence en œstrogènes : une autre façon de combattre l'ostéoporose et l'inconfort lié à la ménopause. Par ailleurs, d'après Anne-Marie Roussel du Centre nutrition et vieillissement de l'université de Grenoble, trois oligoéléments, le cuivre, le chrome (voir page 136) et le zinc (voir page 209) sont importants pour lutter contre l'ostéoporose, mais également contre les processus d'oxydation (voir page 209) qui s'accentuent eux aussi à la ménopause. Si vous mangez peu d'aliments qui en sont riches et que vous décidiez de les prendre sous la forme d'un complément alimentaire, respectez les doses recommandées pour éviter les surdosages.

Attention : certaines personnes sont tentées de prendre un complément alimentaire pour diminuer les bouffées de chaleur, un deuxième pour maigrir et un troisième pour limiter l'apparition des rides. Il peut en résulter des interactions, prévisibles ou plus souvent non prévisibles : pour les compléments alimentaires, il n'existe pas de pharmacovigilance comme dans le cas des médicaments. Répétons-le : l'addition de substances inoffensives n'est pas forcément inoffensive.

Le vieillissement

La population des pays occidentaux vieillit ; en 2050, 35 % de la population française aura plus de 65 ans et nous compterons 1 million de centenaires. Contrairement à la précédente, issue des guerres mondiales, la génération des « papy-boomers » est, en moyenne, assez riche. Elle sait qu'une nourriture saine améliore santé et longévité, ne serait-ce que parce qu'elle connaît bien la relation inverse : mauvaise alimentation = obésité, diabète, hypertension artérielle, athérosclérose. Bref, nos seniors ont de l'argent et sont prêts à investir beaucoup pour vivre jeunes et en bonne santé tout en prenant de l'âge. Ils pressentent que l'alimentation y joue un rôle important. C'est donc un marché juteux qui s'ouvre aux industriels.

➤ *Le folklore, rarement efficace*

« La bidulase est un extrait d'écorce de bananier faisant partie de l'alimentation traditionnelle des Moldaves depuis la plus haute antiquité. Sa consommation serait responsable de l'exceptionnelle longévité des bergers des hauts plateaux de Transnistrie. »

Lu tranquillement au coin du feu, ce genre d'affirmation, qui confine au délire, ne peut que faire sourire. Pourtant, on en trouve dans tous les catalogues des marchands de rêve.

Parfois, ceux-ci font dans le lyrique, comme le rapporte Pierre Bienvault dans un article publié dans *La Croix* en date du 26 janvier 2007. Voilà ce qu'il a relevé sur un site Internet : « Certaines des modifications dues au vieillissement sont inévitables, mais d'autres peuvent être contrôlées [...]. Nous avons choisi et testé des produits dont l'effet et la qualité ont eu des résultats plus qu'efficaces. Nous vous les proposons comme un cadeau qui vous vient du ciel en hommage à la vie. » Et de préciser que pour 115 euros, on peut s'offrir « un antioxydant à base d'algue brune qui, pêle-mêle, permet de prévenir le cancer, le diabète, l'hypertension artérielle, l'arthrite, l'herpès, tout en améliorant les fonctions hépatiques et en augmentant la régénération cellulaire et le rajeunissement de la peau ».

À peine plus sérieusement, il apparaît maintenant une « médecine anti-âge » qui tient son congrès international tous les ans au cours duquel se côtoient « spécialistes » de la nutrition et chirurgiens plasticiens. Le quatrième Congrès européen de dermatologie et de chirurgie esthétique et de médecine anti-âge s'est tenu à Paris en octobre 2008, et l'américain à Montréal en septembre de la même année. Dans les deux cas, le programme laisse songeur (depuis les manipulations hormonales jusqu'au marketing : comment faire de l'argent avec la médecine esthétique et/ou anti-âge).

Dans son plan « bien vieillir », présenté en janvier 2007, le gouvernement se propose de faire le ménage parmi les produits vendus sous le label « anti-âge ». Voilà qui est bienvenu ; attendons les résultats.

➤ *Des compléments alimentaires en quête de légitimité scientifique*

Comme la population vit de plus en plus longtemps, de nouvelles maladies se développent, en particulier ce que l'on appelle les désordres cognitifs dont les formes graves sont les démences séniles (maladie d'Alzheimer, par exemple). En 2005, il y avait dans le monde 24 millions de déments âgés et ce nombre double tous les vingt ans. Et il faudra bien prendre en charge les millions de personnes concernées, d'où le plan Alzheimer du gouvernement.

Il n'existe pas de traitement curatif, simplement parce que l'on connaît mal les mécanismes de ces maladies. On sait néanmoins qu'elles sont favorisées par le stress oxydant ; il y a là une autoroute pour les compléments alimentaires, en particulier les vitamines, les minéraux, les antioxydants ainsi que les acides gras.

Certaines de ces formules antioxydantes montrent des résultats encourageants en expérimentation animale ou chez l'homme sur une période de quelques semaines, mais n'ont pas scientifiquement démontré leur efficacité contre la maladie d'Alzheimer (sur le long terme). Une équipe écossaise a très récemment examiné toutes les études cliniques réalisées sur le sujet. À partir des 4 229 articles scientifiques qu'ils ont lus pour l'occasion, ils ont sélectionné 22 essais cliniques (représentant un total de 3 442 malades) portant sur des malades âgés de plus de 65 ans. Dans l'ensemble, ces travaux ne sont pas de bonne qualité (faible nombre de patients étudiés, trop faible durée de traitement, méthodologie médiocre). La méta-analyse réalisée par ces chercheurs indique que les vitamines du groupe B (vit. B1, vit. B6, vit. B9 ou folates, vit. B12, seules ou en association), n'ont pas, au final, d'efficacité sur le déclin cognitif (jugé sur l'évolution d'un test qui fait l'unanimité, le *mini-mental state* ou test de Folstein). Quant aux vitamines antioxydantes (C, E et bêta-carotène), elles ont tendance à donner un résultat positif mais de façon non statistiquement significative.

Il est très probable que lorsque le mal est fait, il est trop tard pour intervenir. En revanche, il est possible que ces vitamines aient un intérêt en prévention. Encore faut-il que des études soient réalisées pour le prouver.

Oméga-3 et antioxydants jouent également un rôle majeur dans la protection vis-à-vis du vieillissement de l'œil et les altérations de la vision. Faut-il pour autant les prendre sous forme de complément alimentaire après 60 ans, voire avant dans un but de prévention à long terme ? La question reste ouverte, même s'il est désormais prouvé qu'une alimentation riche en oméga-3 et en antioxydants protège les yeux et le cerveau.

Un exemple de produits (parmi beaucoup d'autres) : Visio S® (Vitamin System Laboratoires) qui, outre des oméga-3, contient de la lutéine, des vitamines C et E, du sélénium, du zinc et du cuivre.

Mincir, mincir, mincir...

Entre les méfaits (réels) de l'obésité et l'effet de mode, la chasse aux bourrelets bat son plein. Il existe de nombreux livres sur le sujet y compris écrits par l'un des auteurs de ce livre. Nous nous limiterons ici au domaine d'intérêt de ce livre.

Le but est d'obtenir un ventre plat, d'éliminer la cellulite, etc. Pour cela, les marchands de rêve prêtent à leurs pilules de multiples effets :

• *Éliminer l'excès d'eau.* Certains extraits de plantes ont la réputation de pouvoir le faire : artichaut, orthosiphon, feuille de papaye. C'est ce qu'affirment les distributeurs de ces actifs. Ils se copient les uns sur les autres sans avoir rien vérifié.

• *Brûler les calories.* Sous ce terme se cache la notion de favoriser la combustion (c'est-à-dire l'utilisation par l'organisme) des graisses. Pêle-mêle, on trouve dans ces produits de l'extrait de guarana ou de thé, de la caféine, de l'éphédrine, de la vitamine C, du magnésium, du zinc, de la vitamine B6, souvent bien au-delà des limites supérieures tolérées pour les compléments nutritionnels. N'en attendez pas des miracles. Rares sont ceux qui ont, à l'instar des extraits de thé vert (voir page 193), scientifiquement démontré « brûler des calories ». Mais, par rapport à un placebo, l'augmentation des dépenses d'énergie n'est de l'ordre que de quelques pour cent, et ces compléments alimentaires n'ont pas pour autant démontré avoir, sur le long terme, une action sur la perte de poids. Il existe d'innombrables produits ; citons Topslem brûleur® (Oenobiol). L'extrait de thé vert est à diluer dans un litre et demi d'eau à boire dans la journée.

• *Inhiber l'absorption des graisses.* Le chitosan revendique cet effet, mais ne l'a jamais prouvé. Certaines gélules à base de fibres sont très légèrement efficaces à ce niveau, en entraînant dans les selles une partie des graisses de l'alimentation. Pas besoin pour autant de se gaver de gélules à base d'extrait de cactus ou de fibres d'ananas. Il sera plus naturel, plus sain et plus savoureux de commencer chaque repas avec des légumes : des crudités ou un potage en entrée, ou, en l'absence d'entrée, des légumes avec le plat principal. Ce sera également meilleur marché et plus efficace sur votre poids, car vous bénéficierez en plus de l'effet « coupe-faim » lié au volume pris par les légumes dans l'estomac.

• *Réduire l'appétit.* Un complément alimentaire à base de fibres alimentaires, le psyllium, a démontré son efficacité sur l'appétit et sur le poids, mais l'amaigrissement ne dépasse pas un à deux kilos sur quatre semaines par rapport au placebo. Il serait autant, voire plus, efficace de consommer des légumes à chaque repas. On a également évoqué le rôle de certains minéraux sur le contrôle de l'appétit (chrome, magnésium, zinc, nickel, cobalt). Vous ne risquez rien à en prendre, seuls ou en association, si vous ne dépassez pas les posologies recommandées (en tout état de cause, ne dépassez pas avec vos compléments alimentaires 50 à 100 % des ANC : apports nutritionnels conseillés) ; mais aucune de ces combinaisons n'a démontré son efficacité.

• *Agir à différents niveaux en même temps.* Le « must » est d'attaquer le mal de l'intérieur *et* de l'extérieur. À cette fin, certains sites Internet ou certaines parapharmacies proposent l'association de gélules (caféine, garcinia...) et d'huiles essentielles et d'un gel. Gare au porte-monnaie !

Il n'y a pas de formule magique pour maigrir. Aucun complément alimentaire n'a jusqu'à présent fait la preuve d'un pouvoir amaigrissant significatif. Si vous souhaitez cependant vous faire aider, ne serait-ce que sur le plan psychologique, par des compléments alimentaires, nous vous proposons quelques pistes de réflexion. À vous de choisir ensuite de les prendre ou non, mais voici en quelques points l'essentiel à savoir.

• L'obésité s'accompagne d'une exagération des phénomènes d'oxydation et des processus inflammatoires. Il en résulte une élévation des besoins en antioxydants (voir page 123), notamment en zinc, sélénium, vitamine E et vitamine C. Si vous avez un excès de poids bien réel, privilégiez les aliments qui en sont riches (voir respectivement pages 209, 188, 207 et 201) et/ou améliorez vos apports grâce aux compléments alimentaires. Ne dépassez pas, cependant, les ANC : lisez bien les étiquettes (celles-ci indiquent souvent des AJR – apports journaliers recommandés ; ceux-ci sont proches des ANC).

• L'excès de poids risque de conduire au diabète, notamment pour les personnes qui ont de la graisse abdominale (à l'inverse, la graisse des hanches, la fameuse culotte de cheval, n'est pas dangereuse). Les oméga-3 réduisent ce risque. Les poissons gras et/ou les compléments alimentaires à base d'oméga-3 (voir page 167) ont donc ici un intérêt potentiel. Par ailleurs, en améliorant l'humeur, les oméga-3 pourraient baisser la fréquence des pulsions alimentaires. Enfin, plusieurs études montrent que les oméga-3 sont intéressants pour tempérer la croissance des adipocytes (les cellules qui stockent les graisses).

• Chocolat, barres chocolatées, biscuits au chocolat : certaines personnes prennent du poids parce qu'elles ne résistent pas à l'attrait du chocolat, et surtout elles ne parviennent pas à modérer leur consommation : la tablette est engloutie en moins d'une heure. Les Anglo-Saxons parlent de *chocolate cravers*. On explique ce phénomène par le plaisir (« Je résiste à tout sauf à la tentation », disait l'écrivain anglais Oscar Wilde) et la psychologie (le chocolat réconforte). Non démontrée scientifiquement, une hypothèse part du fait que le chocolat est riche en magnésium : certains *chocolate cravers* manqueraient de magnésium et ils seraient en quête de chocolat pour traiter ce déficit ! Effectivement, certains chocolatomanes se disent moins attirés par leur péché mignon au bout de quelques semaines d'une supplémentation en magnésium. Effet placebo ou réel impact du magnésium ?

• Ne vous fiez pas à n'importe quel complément alimentaire sous prétexte qu'il serait « naturel ». Nous voyons régulièrement en consultation des patients qui ont été victimes d'« herbes chinoises » vendues par Internet ou dans quelques sombres officines ; ils n'ont pas maigri, mais leurs reins ont souffert de la toxicité de ces plantes : certains ont dû subir une transplantation rénale, d'autres sont décédés. De même, l'Afssaps a mis en garde en 2009 contre le Venons Hyperdrive 3.0, un produit interdit en France mais disponible sur Internet. Il contient de la sibutramine, un coupe-faim à prescription strictement médicale en raison d'un risque de survenue d'effets secondaires graves au niveau cardio-vasculaire.

La beauté de la peau

Les cellules cutanées sont constamment éliminées et remplacées. Elles sont donc caractérisées par une vitesse de multiplication rapide (et plus encore lorsqu'il est nécessaire de cicatriser) et, à ce titre, elles ont besoin de nombreux nutriments. De là est né un concept marketing fantastique : « Nourrir sa peau de l'intérieur », mais qui possède bien une base physiologique solide.

Manger varié et équilibré est nécessaire pour avoir une peau belle et saine. Les vitamines, les oméga-3 et les antioxydants y jouent un rôle notable. Lorsque cela passe par l'utilisation de compléments alimentaires, on parle de « nutricosmétique ». Plusieurs sociétés se sont spécialisées dans ce créneau. Le pionnier est le Laboratoire Innéov, filiale commune de Nestlé (qui apporte sa compétence en nutrition) et de L'Oréal (qui fournit son savoir-faire en cosmétique).

➤ *Avoir une jolie peau*

• Les carences (en vitamines A, C ou du groupe B) se manifestent presque toutes par une altération de la peau. Ne vous bourrez pas de polyvitamines pour autant : les vitamines n'améliorent la qualité de la peau que s'il existe une vraie carence préalable (ce qui est rare). À l'inverse, un excès de vitamines entraîne des altérations de la peau ! Fuyez les compléments alimentaires trop dosés, utilisez plutôt ceux vous apportant au maximum 50 % à 100 % des ANC (en général 50 % : le reste viendra de votre alimentation).

• Les oméga-3. Comme les oméga-6, ce sont des acides gras essentiels pour la santé, et pour la qualité de la peau. Si vous variez vos huiles (olive, colza et noix notamment) et consommez du poisson au moins deux fois par semaine, vous n'avez pas besoin d'en ajouter par des compléments alimentaires. Dans le cas contraire, les compléments alimentaires d'oméga-3 peuvent vous aider.

• Les antioxydants. Les processus d'oxydation altèrent les cellules de la peau (voir page 123). Il y a donc du sens à vouloir utiliser des substances antioxydantes. Outre les vitamines C et E, les polyphénols (voir page 179) et les caroténoïdes (voir page 133) pourraient avoir un effet protecteur. Mais comme pour les vitamines, une alimentation variée suffit le plus souvent et les doses excessives sont à éviter. Il existe de nombreux produits sur le marché qui associent divers nutriments. Par exemple, il existe une association vitamines E et C, lycopène avec en plus des acides gras oméga-3 et oméga-6 et de l'extrait de graine de cassis (Laboratoires Innéov) ; deux études cliniques ont montré de façon convaincante que cette association d'actifs est efficace contre la sécheresse cutanée hivernale. Par ailleurs, NutritionistNuit® (Laboratoires Garnier) est un « soin de nuit régénérant » contenant des acides gras oméga-3 et oméga-6 (pour lutter contre la déshydratation cutanée) et du magnésium (présenté comme « énergisant cellulaire »). Les noms de marque sont récapitulés dans le tableau page 34.

➤ *Lutter contre le vieillissement cutané*

Être beau est un souhait à tous les âges de la vie. Rester beau est un objectif souvent prioritaire des personnes vieillissantes. « Ma peau est tachée, flasque, sèche, ridée : consternation ! » Ces altérations répondent au concept assez général de vieillissement de la peau. Celui-ci résulte de deux facteurs, d'une part l'agression répétée par les UV (vieillissement photo-induit) et le déficit hormonal qui s'installe avec la ménopause.

La peau est particulièrement sensible aux œstrogènes. Ainsi, après la ménopause, les principales cellules impliquées dans le maintien, la souplesse et la qualité de la structure cutanée (kératinocytes et fibroblastes) fonctionnent moins bien, synthétisent des molécules de structure (protéoglycanes, collagène) en moins grand nombre et sont de moins bonne qualité. D'où l'idée de la consommation d'œstrogènes présents dans les aliments, les phyto-œstrogènes (voir page 172).

À côté de cela, il existe de très nombreuses combinaisons. Par exemple, l'association de lycopène, de vitamine C et d'isoflavone de soja a fait l'objet d'études expérimentales et cliniques. Le contenu de la peau en acide hyaluronique, sa fermeté et sa densité sont améliorés après trois mois de traitement. Par ailleurs, l'association d'acides gras oméga-3, de vitamines E et C, et de lycopène a fait ses preuves (deux études cliniques positives) dans le traitement de la peau sèche.

➤ *Réduire la cellulite*

Contre la « peau d'orange », il y a le produit éponyme de chez Floressance. Il contient du guarana (pour déstocker et brûler les graisses), de l'ananas (qui « désinfiltre les tissus adipeux par son action antiprotéolytique », ce qui ne veut vraiment, mais vraiment, rien dire) et de la papaye (pour éliminer l'eau en excès). Trois gélules par jour pour le programme d'attaque intensif, une gélule par jour pour le programme optimal ! Nous aimerions bien voir les données qui justifient des recommandations si précises.

Autre voie de recherche, la glucosamine, une molécule qui joue un rôle dans l'élasticité des articulations (voir page 158) mais aussi de la peau. En association avec de l'extrait d'écorce de pin, elle est proposée pour combattre la cellulite. Ce produit (Laboratoires Innéov) a fait l'objet d'une étude clinique. Les résultats indiquent, par rapport à un placebo, une meilleure plasticité (la peau est moins flasque et son apparence est légèrement améliorée), mais aucun effet sur l'épaisseur de graisse.

➤ *Se protéger du soleil*

« Je veux être craquante cet automne, donc il me faut un bronzage d'enfer. » Pour atteindre cet objectif, la nutricosmétique offre deux stratégies complémentaires, l'une à court terme, l'autre à long terme.

D'abord « préparer la peau » au soleil. Il existe de nombreux produits sur le marché associant différents actifs, en particulier des caroténoïdes, dont le lycopène. Le plus connu est Oenobiol solaire® (lycopène et lutéine). Il est préconisé de prendre une capsule par jour pendant les quinze jours précédant l'exposition au soleil. Sensibilité solaire® (Laboratoires Innéov), qui associe lycopène et probiotique, a fait l'objet d'études positives.

Mais attention : ces produits facilitent le bronzage, mais ne protègent pas du soleil (ce qui est d'ailleurs indiqué sur la notice et le site Internet d'Oenobiol). Pour l'avoir ignoré, certaines se sont retrouvées en réanimation, victimes de brûlures au second degré !

Ensuite, se prémunir des dommages exercés à long terme par les radiations UV, en particulier les cancers de la peau, ou mélanomes. De fait, nous savons que les UV diminuent l'immunité cutanée, ce qui fait le lit des cancers de la peau. Il a été montré, expérimentalement et chez l'homme, que certains probiotiques (voir page 182) tels *Lactobacillus johnsonii* (La1, Laboratoires Innéov) combattent cette perte d'immunité faisant suite à une exposition aux UV. Mais attention, il n'a pas pour autant été démontré que ces probiotiques réduisent le risque de cancer de la peau : les précautions d'usage vis-à-vis du soleil restent impératives. Les polyphénols et les acides gras oméga-3 exercent également une action protectrice, tandis que le sélénium, les vitamines C et E n'ont pas fait la preuve de leur efficacité dans ce cadre.

➤ *À la frontière des aliments et des compléments alimentaires*

Les compléments alimentaires ne sont pas les seuls à se lancer dans la cosmétonutrition, certains aliments aussi. Ainsi, sur l'emballage d'un yaourt, qui « nourrit la peau de l'intérieur » (Essensis®, Danone), il était mentionné (mai 2008) : « Testé par les lectrices de *Marie-Claire* : 80 % sont convaincues des bienfaits sur la peau. » Il est précisé que l'étude a été réalisée auprès de 200 lectrices. Interrogé sur la méthodologie, le service scientifique de Danone nous a communiqué les éléments suivants : les personnes volontaires ont été recrutées *via* le site Internet de la revue *Marie-Claire*. Elles déclaraient avoir la peau sèche et/ou sensible et s'engageaient à consommer deux pots d'Essensis® par jour pendant six semaines sans modifier leurs habitudes d'utilisation de cosmétiques. Elles devaient répondre après deux, quatre et six semaines de consommation à des questionnaires qui évaluaient leur perception du produit en terme gustatif de même que les effets sur leur peau. Quatre-vingt-quatre pour cent ont remarqué des changements sur leur peau et 81 % l'ont trouvée moins sèche et plus agréable au toucher. Les chiffres ont l'air impressionnants. En fait, ils ne le sont pas. En effet, il n'y avait pas de groupe contrôle ayant reçu un placebo (c'est-à-dire un yaourt banal). Or, dans ce type d'étude basée sur l'autoévaluation, la suggestion et l'effet placebo font souvent croire à tort à une efficacité du produit. L'aspect exagéré et non scientifiquement fondé de cet optimisme expliquerait-il le fait qu'en 2009 Danone ait retiré Essensis® des linéaires ?

Les cheveux

Une chevelure saine comprend 80 000 à 150 000 cheveux. Les blondes sont en moyenne (140 000) plus chevelues que les brunes (115 000) ou les rousses (80 000). Nous perdons chaque jour entre 50 et 150 cheveux, mais il en repousse tout autant, même si cette repousse décroît avec l'âge. La perte de cheveux n'est, heureusement, visible que si l'on a perdu 40 % de son nombre initial de cheveux. De même que l'âge de blanchiment, la perte des cheveux est en grande partie héréditaire. La nutrition et les compléments alimentaires peuvent-ils influencer votre chevelure ?

Le cheveu, en tant que tel, n'est pas une structure vivante. Mais son existence et sa beauté dépendent d'une structure complexe faisant l'objet d'un métabolisme intense : le follicule pileux.

Outre l'hérédité, la perte des cheveux est sous dépendance hormonale. Elle est liée à la testostérone (les hommes sont plus souvent chauves que les femmes). Cependant, au sein de la gent masculine, être chauve n'est pas synonyme de virilité, et, inversement, conserver une chevelure abondante après 50 ans ne signifie pas impuissance. Chez les femmes, la ménopause accélère la perte des cheveux en raison de la baisse des œstrogènes et de l'importance relative que prend la testostérone.

La perte des cheveux n'est liée à un déficit nutritionnel que dans 11 % des cas. Ce sont notamment les carences en fer (voir page 146), en zinc (voir page 209) et en biotine, ou vitamine B8. Par ailleurs, en cas d'obésité, les grandes pertes de poids (supérieures à 15 kilos) causent souvent une perte de cheveux ; celle-ci peut être liée à une carence en protéines (viande, poisson, œufs), en fer ou en zinc, mais elle reste parfois sans autre cause que l'amaigrissement lui-même. Fort heureusement, lorsque le poids se stabilise, les personnes retrouvent généralement une chevelure plus abondante.

L'inflammation, le stress oxydant, les agressions diverses portent atteinte au cheveu. À l'inverse, certains nutriments favorisent la croissance et/ou la beauté du cheveu. Tel est le cas de la taurine (voir page 192) qui s'oppose aux effets de substances diminuant la croissance du cheveu. La taurine est proposée en combinaison avec du zinc et des polyphénols, les catéchines (voir page 134). Ce mélange (Masse capillaire®, Innéov) a fait l'objet de deux études cliniques qui montrent, après six mois de traitement, une augmentation de la densité des cheveux et une diminution de leur perte. Le même Laboratoire Innéov propose une formule quelque peu différente pour lutter contre la chute des cheveux chez l'homme (Innéov anti-chute homme) ; deux études cliniques sont à l'appui de leurs affirmations.

Quel nutriment pour quelle cible ?

Cible	Nutriment	Produit
Cellulite	glucosamine, thé vert extrait d'ecorce de pin	Cellulite® (Innéov)
Peau	guarana ananas papaye	Peau d'orange® (Floressance)
	caroténoïdes probiotiques	Sensibilité solaire® (Innéov)
	graine de cassis AG oméga-3 et oméga-6 vitamine E, vitamine C lycopène	Peau sèche® (Innéov)
	caroténoïdes	Skin ageing® (Oenobiol)
	lacto-lycopène vitamine C isoflavones de soja	Anti-âge fermeté® (Innéov)
Cheveu	taurine zinc catéchines	Masse capillaire® (Innéov)
	AG oméga-3 et oméga-6 magnésium	NutritionistNuit® (Garnier)
	zinc, vitamines E, B5, B6, B9 protéines de germe de blé	Léro Phanères cheveux® (Léro)

Les sportifs

Pratiquer régulièrement une activité physique modifie les besoins nutritionnels, notamment en glucides, sources d'énergie la plus efficace pour le muscle ; ce sont les fameux sucres lents des sportifs adeptes des « pasta parties ». Parallèlement, l'exercice physique augmente les besoins en micronutriments (vitamines et minéraux), surtout pour des durées hebdomadaires supérieures à trois heures. Généralement, ces besoins en vitamines et minéraux sont bien assurés par l'augmentation du volume des repas : les sportifs mangent plus, car ils ont des besoins en énergie accrus ; s'ils mangent d'une façon équilibrée, ils mangeront globalement plus de tout, donc également plus d'aliments riches en vitamines et minéraux. Pourtant, de nombreux sportifs prennent des compléments alimentaires ; que faut-il en penser ?

➤ *Augmenter les performances*

Malgré ce qu'aimerait laisser croire la publicité, prendre des compléments alimentaires n'augmente les performances que dans de rares cas.

- La supplémentation en vitamines ou en minéraux, sauf en cas de carence avérée, ne modifie pas les performances.
- Les anabolisants. Certains compléments alimentaires se targuent d'augmenter la masse musculaire. Les études scientifiques donnent des résultats nettement moins optimistes !
  - Acides aminés à chaîne ramifiée (AACR) : absence d'effet (voir page 117).
  - Créatine : pas d'augmentation ni de la puissance musculaire ni des performances chez le sprinteur. Prise de poids indésirable chez le sportif d'endurance (voir page 141).
  - Gamma-hydroxybutyrate : augmentation de la masse musculaire mais toxicité et danger du produit.
- Les toniques. Plusieurs compléments alimentaires se targuent de vous donner plus de tonus musculaire ou de retarder la fatigue. Mais ni la carnitine, ni la spiruline, ni le ginseng, ni la glutamine n'ont démontré scientifiquement avoir la moin-

dre efficacité. La caféine et le guarana (voir pages 127 et 160) ont une efficacité transitoire et modeste, mais attention : à dose élevée, ils sont considérés comme des dopants illicites.

➤ *Lutter contre le stress oxydant*

L'activité musculaire nécessite l'utilisation d'oxygène. Il en résulte une augmentation des phénomènes d'oxydation (voir page 123) ; ceux-ci risquent de générer un stress oxydant délétère pour l'organisme en cas de réponse antioxydante mal adaptée. Le sportif âgé et celui qui pratique en altitude sont particulièrement à risque de stress oxydant.

La réponse antioxydante est double, endogène et exogène :

- *La réponse endogène* fait appel aux capacités antioxydantes internes à l'organisme : nos cellules activent diverses enzymes pour se protéger. Pour que cette réponse endogène ait le temps de se mettre en place convenablement, il faut augmenter progressivement son rythme d'entraînement et prévoir des périodes de repos récupérateur. À l'inverse, il est délétère pour l'organisme de passer brutalement d'une vie sédentaire à un entraînement intense, ou d'enchaîner des activités sportives sans repos intermédiaire.
- *La réponse exogène* est fournie par les antioxydants présents dans l'alimentation. Ce sont notamment les vitamines C et E, ainsi que le zinc et le sélénium. Si vous mangez de tout sans vous restreindre, vos besoins seront couverts et vous n'aurez pas besoin de complément alimentaire. En revanche, si vous vous privez de viande, de poisson et d'œufs, prenez du sélénium et du zinc ; si vous mangez peu de fruits et de légumes, prenez de la vitamine C ; si vous mangez très peu gras (huiles, noix, beurre), prenez de la vitamine E. Par ailleurs, si vous pratiquez un sport où la minceur est avantageuse pour des raisons esthétiques (gymnastique) ou pour des raisons de

catégorie de poids (boxe, judo, etc.) et que vous restreigniez volontairement votre alimentation, prenez un complexe multivitaminé qui vous apporte ces quatre éléments (zinc, sélénium, vitamines C et E). Dans chacun de ces cas, choisissez des compléments alimentaires vous apportant des doses modérées, proches de celles trouvées dans l'alimentation, c'est-à-dire entre 50 % et 100 % des ANC (lisez bien les étiquettes). Évitez les mégadoses, les compléments alimentaires trop dosés : un excès de vitamines ou de minéraux antioxydants empêche l'organisme de bien activer sa réponse endogène à l'oxydation (voir page 36) et génère paradoxalement un surplus de stress oxydant (voir page 201).

➤ *Le fer : un cas particulier*

La carence en fer est fréquente chez le sportif, et surtout chez la sportive. La première cause en est les régimes amaigrissants ainsi que les tendances végétariennes largement partagées dans les milieux sportifs. De plus, les sports d'endurance augmentent les pertes en fer et diminuent son assimilation digestive.

Si vos analyses sanguines révèlent une anémie, il faudra vérifier par le dosage sanguin de ferritine qu'elle est liée à une carence en fer, avant de prendre des compléments alimentaires à base de fer. En effet, se supplémenter en fer alors qu'on n'en a pas besoin accentue paradoxalement ces processus d'oxydation (voir page 146). Parlez-en à votre médecin.

➤ *Le calcium et la vitamine D*

Les fractures de fatigue et l'ostéoporose sont fréquentes chez les sportives. Si vous mangez trop peu d'aliments riches en calcium (voir page 128) ou en vitamine D (voir page 204), une supplémentation sera sans doute nécessaire. Parlez-en à votre médecin ou à votre pharmacien.

Le marché du sexe

Last but not the least, certains laboratoires gagnent beaucoup d'argent avec les compléments alimentaires destinés au marché du sexe. Manque de désir, impuissance, etc. Il est vrai que les petits déboires secrets ne sont pas rares dans notre société moderne.

Il existe de nombreux produits sur ce créneau :

- Soit des produits spécifiques : l'érection résulte d'une dilatation du corps caverneux. Cette dilatation est sous le contrôle du monoxyde d'azote (souvent improprement appelé « oxyde nitrique » par une mauvaise traduction de l'anglais) ou NO. Le précurseur du NO est un acide aminé, l'arginine. C'est pourquoi l'arginine est vendue dans ce contexte. En fait, l'essentiel de l'arginine ingéré est détruit par le foie et a bien peu de chances d'atteindre l'« organe » cible.
- Soit des produits qui mélangent tout et n'importe quoi : par exemple Tigra® qui associe des vitamines (E, PP, B1), du zinc et des extraits de plantes (damiana, yam, ginseng). L'image du félin prédateur véhiculée par le nom de ce complément alimentaire sera certainement efficace sur la psyché du monsieur (et de la dame ?) ; malheureusement, le produit lui-même n'a pas démontré une telle efficacité.

Heureusement, les mentalités évoluent et les personnes concernées hésitent moins à en parler à leur médecin. Du coup, l'approche médicalisée du problème (Viagra® ou équivalent) tend à se banaliser. Mieux vaut assumer et être pris en charge correctement que d'essayer n'importe quel produit.

Ainsi, selon votre objectif (mincir, bien vieillir, etc.), votre âge et les particularités de votre organisme, vous ressentirez un mieux-être de certains compléments alimentaires, mais pas de tous. Pour votre bien-être, pour votre santé, il va donc vous falloir établir une sélection adaptée à votre cas. La suite de ce livre n'a d'autre vocation que de vous permettre de choisir en connaissance de cause.

CHAPITRE 2

Complément alimentaire : de quoi parle-t-on ?

L'art d'ennuyer est celui de tout dire.

VOLTAIRE.

Ce que vous devez savoir

Quand on parle de compléments alimentaires, il est important de comprendre de quoi il est question sur le fond et quels sont les enjeux de cet immense marché. Alicament, nutraceutique, produit frontière, aliment santé, *functional foods*, sans parler des *pharmafoods* et autres *cosmetofoods*, autant de termes pour désigner le même concept ou des concepts qui se recoupent largement. Et déjà, cette multiplicité de termes redondants doit susciter la méfiance : elle indique un concept nécessairement flou ; et pour cause : la catégorie des alicaments n'est pas juridiquement définie. Par ailleurs, il existe une confusion dans l'esprit de la population entre alicaments et compléments alimentaires, lesquels sont, par contre, maintenant bien définis juridiquement. La définition d'un alicament tend à le rapprocher d'un médicament. Enfin, la définition récente, par l'Union européenne, d'aliments santé, c'est-à-dire des aliments qui possèdent des propriétés fonctionnelles, complique encore les choses, car elle introduit la notion de prévention des maladies. Dans ce contexte, il est intéressant de souligner que Boiron propose une gamme de compléments alimentaires, que Pierre Fabre est propriétaire de la Société Naturactive et que Sanofi-Aventis a annoncé, en novembre 2009, qu'il rachetait Oenobiol. C'est pourquoi nous vous proposons quelques éclaircissements sur la nature même des compléments alimentaires. Puis, comme nul n'est censé ignorer la loi, nous avons résumé les contenus de quelques textes réglementaires clés qui encadrent ou sont censés encadrer leurs campagnes de communication et leurs promesses d'efficacité. Enfin, les courageux, qui auront terminé la lecture de ce chapitre austère mais important, pourront sourire avec le bêtisier des « pseudo-allégations ».

➤ *Quelques définitions*

Aliment et nutriment

Nous avons consulté un dictionnaire. Celui-ci indique :

« Aliment : ce qui sert de nourriture à un être vivant ; ce qui sert à entretenir, à fortifier quelqu'un. »

« Nutriment : espèce chimique utilisable telle quelle dans l'alimentation des cellules vivantes. »

Ces définitions sont très approximatives, mais le « lecteur moyennement avisé » comprend l'idée.

Médicament

La définition est beaucoup plus précise puisque énoncée dans le Code de la santé publique (art. L-511) :

« Toute substance ou composition présentée comme possédant des propriétés curatives ou *préventives* à l'égard des maladies humaines ou animales, ainsi que tout produit pouvant être administré à l'homme ou l'animal, en vue d'établir un diagnostic médical ou de *restaurer, corriger ou modifier leurs fonctions organiques.* »

Il faut noter que cette définition est particulièrement large puisque la notion de « restauration d'une fonction physiologique » (qui a été introduite dans la définition du médicament par une ordonnance en 1967, afin de soumettre les contraceptifs oraux à une réglementation stricte) peut s'appliquer, par exemple, à la prise d'une vitamine afin de corriger une carence.

Complément alimentaire

La notion de complément alimentaire a été définie par la Communauté européenne en 2002 et transposée dans le droit français par un décret du 20 mars 2006.

La directive européenne définit, en son article 2, les compléments alimentaires comme étant des « denrées alimentaires dont le but est de *compléter le régime alimentaire normal* et qui constituent *une source concentrée de nutriments* ou d'autres substances ayant un effet nutritionnel ou physiologique seul ou combinés, commercialisés sous forme de doses, à savoir les formes de présentation telles que les gélules, les pastilles, les comprimés, les pilules et autres formes similaires, ainsi que les sachets de poudre, les ampoules de liquide, les flacons munis d'un compte-gouttes et les autres formes analogues de préparations liquides ou en poudre destinées à être prises en unités mesurées de faible quantité ».

Il faut noter que la notion de « restauration des fonctions organiques » recouvre en partie la définition du médicament (voir page 42). Par ailleurs, la plupart des formes décrites ici sont des formes pharmaceutiques, ce qui fait de nombreux compléments alimentaires des médicaments par leur présentation (*cf. infra*).

Pour différencier, aux yeux des consommateurs et des industriels, les compléments alimentaires interdits de ceux autorisés, deux solutions s'offrent aux instances gouvernementales : la liste négative et la liste positive.

Utilisée aux États-Unis ou au Japon, la liste négative précise ce qui est interdit. L'industriel peut donc tout vendre à partir du moment où rien d'interdit à ce jour n'y est incorporé. L'imagination humaine n'ayant pas de limite, on comprend que tout et n'importe quoi soit en vente libre aux États-Unis, dès lors que le produit n'est pas dans la liste des interdits. Cependant, de temps en temps, la FDA (Food and Drug Administration) américaine voit rouge ; c'est ainsi qu'elle s'est opposée, avec succès, à ce qu'une statine (médicament utilisé dans l'athérosclérose) soit présente au sein d'un complément alimentaire.

À l'inverse, le principe d'une liste positive est que tout composé ne figurant pas dans la liste n'est pas autorisé. Ce principe est la règle dans l'Union européenne. Les consommateurs, tout comme les professionnels de santé, aimeraient bien avoir la liste positive des compléments alimentaires autorisés.

L'homme frissonna en entrant chez le plus grand libraire bibliothèque multimédia de Paris. Il enleva son imperméable gris et le plia soigneusement sur son bras tout en grimaçant un peu ; fichue humidité. Il se dirigea ensuite vers les deux préposés au guichet d'accueil. L'un était au téléphone, l'autre semblait ne regarder nulle part. Il s'adressa donc au second :

— Bonjour monsieur, je suis à la recherche de la liste positive des compléments alimentaires.

L'autre eut un sourire de convenance et répondit :

— Mais certainement. Un instant.

Il se mit à pianoter sur la console de son ordinateur et encore et encore. Au bout d'un moment, son visage exprima le doute, puis l'agacement et enfin l'incompréhension.

L'homme n'eut pas besoin de la réponse pour comprendre : LA LISTE POSITIVE DES COMPLÉMENTS ALIMENTAIRES N'EXISTE PAS !

Eh oui, cela semble incroyable, mais elle n'existe pas. Ne sont disponibles en fait que l'ensemble des avis formulés, année après année, par le CSHPF (Conseil supérieur de l'hygiène publique de France), puis l'Afssa (Agence française de sécurité sanitaire des aliments), augmenté des annexes de divers textes législatifs français et européens, comme l'arrêté du 9 mai 2006, publié au *Journal officiel* du 28 mai 2006, relatif aux nutriments pouvant être employés dans la fabrication des compléments alimentaires. Cet arrêté ne concerne que les vitamines, les minéraux et les doses journalières maximales. Il ne concerne pas des produits traditionnels comme le ginseng, qui pourtant est autorisé à certaines doses et en l'absence de certaines allégations. Mais comment le savoir ? Où trouver l'info ? Presque impossible pour le consommateur ou le professionnel de santé. Les industriels sérieux, quant à eux, ne peuvent pas se passer d'un service « affaires réglementaires » très étoffé.

Alicament et nutraceutique

Alicament est la contraction des mots « aliment » et « médicament » ; nutraceutique est celle des mots « nutriment » et « pharmaceutique ». À partir des définitions données plus haut, nous avons établi la définition suivante : « Il s'agit d'un aliment ou d'un nutriment présenté comme possédant des propriétés curatives ou préventives à l'égard des maladies humaines. »

La définition du Nutraceutical Advisory Group américain n'est pas très éloignée de la nôtre : « Un alicament est n'importe quelle substance qui peut être définie comme un aliment ou composant d'un aliment et qui fournit un bénéfice médical ou de santé, incluant la prévention ou le traitement des maladies. »

Le Petit Larousse, lui, indique : « Aliment considéré comme particulièrement bénéfique pour la santé. » Cette définition est beaucoup plus *soft* et davantage « politiquement correcte » que la nôtre. Cependant, elle prend particulièrement mal en compte la composante « -cament » du mot alicament. Comme, par définition, l'alicament ou le neutraceutique sont soit des médicaments, soit des substances interdites, qui sont, en outre, source de confusion pour le consommateur, ces termes ne seront plus utilisés par la suite dans cet ouvrage.

➤ *Besoins alimentaires et apport nutritionnel conseillé (ANC)*

L'alimentation nous fournit un très grand nombre de nutriments dont chacun joue un rôle dans notre organisme. Le besoin en un nutriment donné (protéines, calcium, vitamines, etc.) est défini comme étant la quantité de ce nutriment nécessaire pour assurer l'entretien, le fonctionnement métabolique et physiologique d'un individu en bonne santé, comprenant aussi les besoins liés à l'activité physique et ceux nécessaires pendant certaines périodes de la vie. Les besoins diffèrent donc souvent d'un individu à l'autre, en particulier en fonction du sexe et de l'âge.

Au-delà de ces besoins individuels, les chercheurs et les médecins ont défini, pour chaque nutriment, un « apport nutritionnel conseillé » (ANC) censé assurer les besoins de la très grande majorité de la population. Les ANC ont été définis pour les principaux nutriments par un comité d'experts (présidé par le professeur Ambroise Martin pour l'édition la plus récente).

L'ANC est égal au besoin nutritionnel moyen, mesuré sur un groupe d'individus, auquel est ajoutée une marge de sécurité statistique pour prendre en compte la variabilité d'un individu à l'autre et permettre de couvrir les besoins de la plus grande partie (plus de 90 %) de la population.

En deçà de l'ANC, on est à risque de carence, au-delà à risque de toxicité (voir figure ci-dessous).

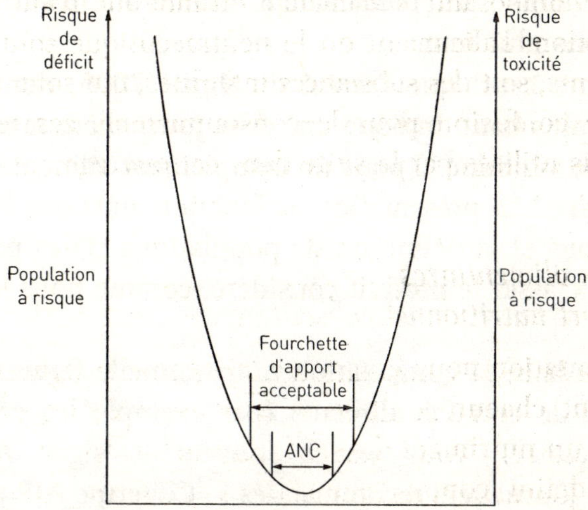

Apport quotidien d'un nutriment

Ces définitions ont un corollaire : si l'on part du principe qu'il est impossible, pour un nutriment donné, d'avoir un apport inférieur à zéro, la définition du complément alimentaire fait que la complémentation ne peut pas dépasser la valeur de l'ANC. Si l'ANC est respecté, toute supplémentation au-delà de cette norme vise un effet pharmacologique, c'est-à-dire qu'elle aura des effets qui l'assimilent à un médicament (voir page 43). L'ANC cherche non seulement à assurer le fonctionnement optimal de l'organisme, mais aussi à prévenir toutes ou certaines maladies.

Illustrons notre propos par l'exemple de la vitamine C dont l'ANC est 120 mg/jour ; un apport nul (cas paroxystique de l'équipage d'un navire pris par les glaces au pôle Nord pendant six mois) implique qu'un complément de vitamine C ne peut pas apporter plus de 120 mg/j (soit la différence entre l'ANC et la valeur 0). Dès lors, une forme dosée à 500 mg vise autre chose, par exemple la prévention de la grippe. La vitamine C à 500 mg/jour est donc un complément alimentaire, diront certains ; un médicament, clameront d'autres. Nous trancherons plus loin.

Toujours est-il que l'arrêté du 9 mai 2006, dont il a été question plus haut, indique une dose journalière maximale de 180 mg de vitamine C pour un complément alimentaire. Allez comprendre ! La présentation, la fonction ainsi que l'existence d'allégations et la définition de populations cibles permettent *in fine* de classer le produit considéré, comme nous le verrons plus loin.

Si vous lisez la composition nutritionnelle figurant sur les étiquettes de certains aliments (par exemple les céréales de petit déjeuner), vous verrez souvent le signe AJR pour « apports journaliers recommandés ». Ce terme AJR a globalement la même signification que ANC.

Les allégations portées sur les compléments alimentaires

Qu'est-ce qu'une allégation dans le cadre d'un complément alimentaire ? Selon le dictionnaire (*Larousse*), alléguer signifie « mettre en avant pour servir d'excuse ». Traduisons : certains industriels mettent en avant des propriétés (plus ou moins prouvées) d'un ou plusieurs nutriments présents dans leurs produits pour avoir l'excuse de gagner de l'argent à bon compte.

Plus sérieusement, le *Codex alimentaris* dit : « On entend par allégation toute représentation qui énonce, suggère ou implique qu'une denrée alimentaire possède des propriétés particulières. »

Traditionnellement, on distingue quatre types d'allégations.

1. *L'allégation nutritionnelle* donne au consommateur une information sur la teneur en énergie ou en nutriment que fournit une denrée alimentaire ou un complément alimentaire. Par exemple, la mention « riche en calcium » ou « à teneur réduite en glucides ».
2. *L'allégation fonctionnelle* décrit le rôle d'un aliment ou d'un nutriment dans les fonctions normales de l'organisme. Par exemple : « Le calcium intervient dans le métabolisme osseux. »
3. *L'allégation santé* indique, suggère ou implique une relation entre un aliment ou un nutriment et un état lié à la santé. Par exemple : « Le calcium améliore la densité osseuse » est une allégation santé. Elle constitue le miroir d'un état de non-santé, la perte de masse osseuse qui conduit à une maladie, l'ostéoporose, mais elle ne parle pas explicitement de cette maladie.

   Lorsqu'une allégation santé est formulée à propos d'une denrée alimentaire ou d'un complément alimentaire, certaines mentions obligatoires doivent figurer sur l'étiquetage ainsi que dans le cadre d'une éventuelle campagne de publicité :
   - l'importance d'une alimentation variée et équilibrée et d'un mode de vie sain ;
   - la quantité et le mode de consommation requis pour obtenir l'effet bénéfique allégué ;
   - s'il y a lieu, une indication à l'attention des personnes qui devraient éviter de consommer le produit en question ;
   - un avertissement approprié pour ce qui concerne les produits susceptibles de présenter un risque pour la santé en cas de consommation excessive.

4. *L'allégation relative à la maladie* fait référence explicite à la maladie. Par exemple : « Le calcium prévient l'ostéoporose. » Ce type d'allégation est totalement interdit au sein de l'Union européenne.

   Lorsque la notice ou une publicité pour un complément alimentaire mentionne les termes tels que « soulage rapidement », « sensation de brûlure », « maux d'estomac », « ulcères gastriques », il s'agit indiscutablement d'allégations relatives à la maladie.

Ce que dit la législation européenne

En décembre 2006, l'Union européenne a adopté un règlement (n° 1924/2006) relatif aux allégations, qui n'en définit plus que deux types : « nutritionnelles » et « de santé ».

Son objectif est d'assurer au consommateur un niveau élevé de protection, de lui fournir les informations nécessaires pour faire des choix en connaissance de cause et de créer des conditions de concurrence loyale pour l'industrie alimentaire.

Le texte donne les définitions suivantes.

Allégation nutritionnelle : toute allégation qui affirme, suggère ou implique qu'une denrée alimentaire possède des propriétés nutritionnelles bénéfiques de par l'énergie et/ou les nutriments ou autres substances qu'elle :

- fournit (exemple : source de protéines) ;
- fournit avec une notion de quantité (exemple : faible valeur énergétique, pauvre en sodium, riche en fer) ;
- ne fournit pas (exemple : sans matières grasses, sans sel).

Allégation de santé : toute allégation qui affirme, suggère ou implique l'existence d'une relation entre, d'une part, une catégorie de denrées alimentaires, une denrée alimentaire ou l'un de ses composants et, d'autre part, la santé.

Son corollaire, *l'allégation relative à la réduction d'un risque de maladies* peut être autorisée sous certaines conditions. L'« allégation maladie » reste interdite.

Tout paraît clair, sauf que… la liste des allégations santé n'existe pas encore ; elle doit être adressée à l'Autorité européenne de sécurité des aliments (EFSA) avant fin janvier 2010 par les gouvernements des pays de l'UE.

Les autorités semblent être vigilantes quant à l'adéquation entre l'allégation et le niveau de preuve. Les allégations doivent être précises. Par exemple, l'EFSA (Autorité européenne de sécurité des aliments) a rejeté, en juillet 2008, l'allégation « maintenir, stimuler et moduler le système immunitaire de l'enfant en croissance », car l'allégation demandée par l'industriel n'était pas accompagnée d'une définition de ce qu'est un système immunitaire normal.

Un autre texte européen récent (1925/2006) est digne d'intérêt : il concerne l'adjonction de vitamines, de minéraux et d'autres substances aux denrées alimentaires. De façon étonnante, le nutriment peut même être ajouté à des aliments dans lesquels il n'est pas normalement contenu dès lors que cela permet de prévenir une carence ou d'améliorer l'état nutritionnel de la population.

La visite d'un supermarché dans les années qui viennent risque d'être assez intéressante. Dans un linéaire, on trouvera côte à côte : un produit standard, un flacon de gélules de vitamine x et le produit standard contenant la vitamine x. On pourra donc manger normalement dans le premier cas, prendre des compléments alimentaires « à la carte » dans le deuxième cas, ou choisir le « tout en un » (*all in one*) dans le troisième.

Monique Astier-Dumas a longtemps dirigé un laboratoire universitaire spécialisé dans la détermination de la composition nutritionnelle des aliments. Elle a beaucoup réfléchi sur les allégations et leurs conséquences. Elle en tire la conclusion suivante : « De nombreux produits frontières n'existent et ne sont achetés par les consommateurs que parce qu'ils portent des allégations. Un des principaux périls liés à ces allégations est le choix par le consommateur d'un saupoudrage de produits considérés comme utiles dans un contexte complètement désordonné et souvent multicarentiel. » En réponse à la question que nous poserons plus loin : l'offre suit-elle la demande ou l'inverse ? (l'œuf ou la poule ?), elle répond que c'est (hélas) souvent l'offre qui stimule la demande, et ce grâce aux allégations.

Complément alimentaire ou médicament : risque de confusion ?

Nous avons eu entre les mains, il y a quelques années, un document intitulé : « Information clinique destinée aux professionnels de santé. »

On relevait dans ce document, à longueur de page, des mentions telles que l'« acceptation du traitement », l'« observance du traitement », « il n'y a eu aucun effet secondaire », la « dose dépendance », nos « études cliniques », les « essais cliniques », « x est destiné aux personnes souffrant d'un… », « le coût de la consommation quotidienne est de l'ordre de 0,24 euro/jour ».

Ces données sont présentées régulièrement aux étudiants de pharmacie et en faculté de droit, en formation continue aux pharmaciens d'officine et à des médecins libéraux, et il leur est demandé : c'est quoi cela ? La réponse est toujours unanime : un MÉDICAMENT. En fait, ce document concerne une margarine enrichie en phytostérols. Et lorsque, fin 2005, deux compagnies d'assurances proposent de rembourser des margarines à leurs adhérents, l'ambiguïté et la confusion sont à leur comble, au point que l'ordre des pharmaciens publie le communiqué suivant : « L'assureur n'hésite pas à franchir une nouvelle limite en jouant sur l'assimilation alicaments-médicaments, en dehors de toute recommandation des autorités de santé. »

Pour la qualification de médicament par destination, il n'y a pas de discussion : si une compagnie d'assurances rembourse un produit, cela tend à faire de ce dernier un médicament par destination (Code de la santé publique, dans son article L-511).

Donc, deux compagnies d'assurances ont pris en charge (partiellement) une margarine : on peut se poser la question de savoir si c'est un problème. Un fait historique est que la notion d'indice de masse corporelle a bel et bien été établie par les assureurs américains dans les années 1950, constatant que les maigres et les obèses étaient plus à risque de maladies et de mortalité et donc devaient payer plus que les autres pour être assurés. Néanmoins, dans l'affaire qui nous intéresse, la MAAF prenait en charge la consommation de Pro-activ® (et seulement ce produit), alors que les AGF remboursaient exclusivement Danacol®. On voit donc bien qu'il s'agit chaque fois d'une alliance d'un assureur et d'un géant agroalimentaire ; l'opération était donc indiscutablement purement mercantile. On voit, là encore, quelle mauvaise mayonnaise (c'est le cas de le dire) résulte de la confusion des genres. Toujours est-il que ces opérations ont été arrêtées en 2007. Sursaut éthique des assureurs ? Pas du tout : le public n'a pas suivi, tout simplement.

La nouvelle législation européenne et les amalgames génèrent la confusion, ce qui peut, à l'excès, conduire à qualifier un yaourt de médicament, comme le soulignent certains experts. Un bon exemple est celui, cité ci-dessus, des margarines enrichies en phytostérols. Une série impressionnante de travaux a démontré l'efficacité des phytostérols végétaux sur le « mauvais » cholestérol : plus de quarante études, dit la notice de Pro-activ® et c'est vrai ; tandis que Danacol® revendique plus de soixante études. Toujours est-il que la société Unilever (au travers de sa filiale Fruit d'Or/Lesieur) démontre qu'un enrichissement de la margarine en phytostérols permet une diminution de la cholestérolémie : 15 % en six mois pour une prise de trente grammes de margarine par jour. L'emballage de Danacol® (Danone) revendique, lui, une réduction du cholestérol dès trois semaines. Qui dit mieux ? Ces résultats sont néanmoins indiscutables et valent l'autorisation d'une « allégation santé », l'une des rares accordées en France à ce jour.

Par ailleurs, on sait que l'hypercholestérolémie augmente le risque de mortalité en rapport avec le cœur et les vaisseaux. De là, il n'y a qu'un pas pour suggérer que Pro-activ® diminue le risque d'accident cardio-vasculaire. Sauf que, jusqu'à récemment, personne n'avait pris le risque de franchir le Rubicon qui reviendrait à donner une allégation maladie à l'usage des phytostérols, ce qui est interdit dans l'Union européenne et pour cause : cela en ferait un médicament. En effet, si Pro-activ® a un intérêt pour diminuer le risque cardio-vasculaire, c'est alors indiscutablement un médicament par fonction et par destination. Mais notez que ce n'est certainement pas un médicament par présentation : on ne peut pas confondre une barquette de margarine avec une boîte de médicament.

Comme nous l'avons écrit, la nouvelle réglementation européenne a introduit la notion d'allégation santé avec diminution du risque de maladie. Unilever a donc demandé à l'autorité européenne l'allégation : « Les stérols végétaux diminuent le cholestérol sanguin *et* réduisent le risque de maladie cardio-vasculaire. » Verdict le 11 juillet 2008 : retoqué sous le motif, justifié à notre sens, qu'aucune étude ne démontre que la réduction du cholestérol (bien réelle) sous stérol entraîne une diminution du risque de maladie.

Dans sa livraison du deuxième trimestre 2006, la revue *Recherche et santé* pose *la* question : doit-on rembourser les aliments-santé ? Didier Bourdonnais, directeur du marketing et de la communication de MAAF Assurances, s'en défend. La MAAF se contente d'accorder une réduction sur la cotisation de l'année suivante. Elle estime que c'est aussi la fonction d'un assureur que d'avoir un rôle de prévention. À ce stade, nous fantasmons en imaginant un rayon « froid » au sein des officines : on y trouverait des margarines enrichies ou appauvries (en ce que vous voulez), des yaourts contenant des pré- ou des probiotiques et, pourquoi pas, des boissons à base de cola, ce qui constituerait un retour aux origines : Coca-Cola a été mis au point par un pharmacien d'officine d'Atlanta au XIXe siècle. Et il ne faut pas oublier qu'un phytostérol, le bêta-sitostérol, a été commercialisé en tant que médicament par les laboratoires pharmaceutiques Elli Lilly, et ce dès 1957.

Regardons les notices qui étaient insérées dans les produits de la gamme Pro-activ® dans les années qui ont suivi leur lancement ; celle de Pro-activ® margarine était volumineuse (12 pages). Les schémas sont jolis et clairs ; nous pensons qu'ils sont à la portée du « consommateur moyennement avisé ». L'allégation santé est respectée dans l'idée puisqu'il y a un saut de ligne entre la prévention (traitement ?) de l'hypercholestérolémie et la constatation que l'accumulation de mauvais (*sic*) cholestérol est un facteur de risque majeur des maladies cardio-vasculaires. Évidemment, une lecture rapide conduit à gommer le saut de ligne et l'amalgame conduit à rapprocher les deux idées, ce qui tend à faire de Pro-activ® un médicament par destination et par fonction (voir ci-dessus la tentative ratée de supprimer le saut de ligne). Il est important de noter, cependant, qu'à la connaissance des auteurs, la référence au risque cardio-vasculaire a maintenant disparu de tous les étiquetages. Par contre est apparu sur le dernier-né (Pro-activ® tartine light) une pastille « Fédération mondiale du cœur Fruit d'Or ». Voilà qui est très subtil.

Pour la forme « tartine », la forme « cuisine » et les spécialités laitières en petite bouteille, il était indiqué sur l'emballage : « Les patients sous traitement hypocholestérolémiant doivent consulter leur médecin avant de consommer ce produit. » Même chose pour le produit concurrent de chez Danone, Danacol®. Existerait-il un risque d'interaction médicamenteuse ? Cela est un argument fort pour faire de Pro-activ® un médicament. Nous exigeons que la Sécurité sociale nous rembourse notre yaourt. Dans un éditorial sur le sujet, Jean-Paul Laplace a écrit : « [...] consommer une margarine hypocholestérolémiante dont [le sujet] n'a nul besoin ». Comment définit-on cette notion de besoin ? Si c'est un besoin nutritionnel, précisons que les phytostérols ne sont en rien indispensables à la santé. Si c'est un besoin thérapeutique, l'allégation maladie n'est pas loin et Pro-activ® est un médicament : mais non ? Mais si. Heureusement, la jurisprudence a établi qu'il fallait un faisceau d'indices pour procéder à la qualification en médicament, pas seulement le seul critère d'allégation : la forme du produit (sachet, gélule, cachet...), l'existence d'une posologie, d'une notice, de contre-indications, le conditionnement primaire (le flacon) et secondaire (la boîte dans laquelle est le flacon), la mention de la formule, une marque à connotation médicale (par exemple Rhumavit® et Diurevit® de chez Bional), le circuit de distribution, la mention de résultats d'essais cliniques doivent être pris en compte. Seuls la forme et le conditionnement de Pro-activ® et de Danacol® permettent d'éviter la qualification de médicament.

Aujourd'hui, les notices des différents produits, que ce soit Pro-activ®, Danacol® ou autres, sont normalisées : « Aide à lutter contre l'excès de cholestérol dans le cadre d'un régime adapté, particulièrement riche en fruits et légumes ainsi que de la pratique d'une activité physique régulière. » Le Programme national Nutrition-Santé (PNNS) est passé par là. Il est de plus bien indiqué que le produit est exclusivement réservé aux personnes présentant un excès de cholestérol.

Certains marchands de rêve affectionnent des énoncés qui ont l'avantage de ne pas être susceptibles de poursuites puisque ce ne sont pas des allégations, à défaut de vouloir réellement dire quelque chose. C'est le jeu du « Comment essayer de dire sans dire ». Nous vous laissons vous régaler avec le « bêtisier » à la page suivante. À lire également le bêtisier publié par Lahlou en 1999 dans les *Cahiers de nutrition et diététique*. En tête de son hit-parade : « Le chewing-gum pour performance sexuelle », contenant un extrait de testicules de renne pour améliorer la virilité masculine comme féminine.

L'allégation santé, surtout lorsqu'elle est formulée dans un contexte de diminution du risque de maladie, est clairement la pierre angulaire de toutes les dérives. En effet, elle rapproche le complément alimentaire du médicament. Même si certaines promesses liées aux compléments alimentaires sont prouvées et justifiées, de nombreuses autres restent hypothétiques, voire sont carrément farfelues ou mensongères. Le but de ce livre est justement de vous permettre de faire le tri. Et nous avons des raisons de penser que l'Autorité européenne, l'EFSA, sera particulièrement vigilante à éviter des dérives préjudiciables à l'information, et donc à la santé, de la population.

Le bêtisier des pseudo-allégations

L'imagination sans limites de certains professionnels du marketing (et parfois des médias) a au moins deux conséquences : elle fait vendre et elle prête à sourire. Profitons-en pour sourire ensemble avec ce florilège d'allégations.

Activia. « Contribue à réduire les petits désordres intérieurs. »

Antiseptine. « Pour respirer à plein poumon. »

CGA 900. « CGA 900 *refait* os, ligaments et tendons. Des centaines de personnes satisfaites. »

DHEA. « Interdit de vieillir. »

Force G. « Dans une seule ampoule, les meilleurs stimulants naturels des trois continents : le ginseng pour la force asiatique, le gingembre pour la chaleur africaine et le guarana pour la passion sud-américaine. » Le tout proposé dans un produit dont le nom évoque de façon subliminale le fameux point G, aire de la paroi vaginale qui serait le point clé du plaisir féminin.

Gynélys. « Pour parer à vos problèmes de confort intime ; pour vous aider à retrouver un meilleur confort urinaire. »

Jus de radis noir : « Le grand classique des foies fragiles. »

Lécitone. « Les mousquetaires de la forme. »

Liquide intracellulaire végétal exprimé d'algues rouges : « L'ami de vos jambes. »

Liquide intracellulaire végétal exprimé de reine-des-prés : « L'aspirine végétale. »

Népadrine. « Aide naturellement à bloquer les graisses. »

Nutricap. « Nourrir les cheveux et les ongles. »

Œuf de caille. « Un remède miracle contre le rhume des foins. »

Oligodrain. « Favorise le drainage de l'organisme. »

Oligolign. « Action drainante et désinfiltrante. »

Plat anti-frimas. « Se déguste à raison d'une capsule par jour si tout va bien, de deux si l'on se dessèche sur pied. Trois mois plus tard, la peau a changé » (Oxyprolane, dans *Madame Figaro*, janvier 2008).

Phytexor élimination. « Ne laissez pas votre foie dans le besoin ! »

Phytexor sérénité. « Pour mettre du soleil dans votre vie ! »

Prostavit. « Veillez à préserver la santé de votre prostate. »

Rhumavit. « Muscles et articulations souples ! »

Sérum de vie. « Le lifting biologique interne. »

Sugar blocker. « Favorise le stockage-minceur des sucres sous forme énergétique au niveau hépatique. »

Thermoburner. « Association synergique de nutriments permettant de favoriser la mobilisation et l'émulsification des graisses circulantes, en vue d'un drainage des voies alimentaires. »

Xenadrine. « Spécialité ciblée aquadrainante. »

Yakult. « Le petit entretien de votre santé. »

Certains de ces produits ne sont (heureusement) plus commercialisés ou certaines de ces allégations ont disparu.

Il faut noter qu'une allégation fantaisiste n'est pas obligatoirement associée au manque d'intérêt du produit lui-même. La réalité des effets de ce dernier est souvent mal connue des hommes du marketing.

CHAPITRE 3

Du complément alimentaire au consommateur : une filière parfois opaque

Des aliments tu feras ta médecine.
HIPPOCRATE, vers 430 avant Jésus-Christ.

Des alicaments tu feras un business.
S. LAHLOU, 1999.

De la conception d'un complément alimentaire jusqu'à sa consommation interviennent de multiples acteurs. À sa manière, chacun joue un rôle dans l'impact bénéfique ou délétère que peut avoir un complément alimentaire en fonction de sa composition et de son usage. Avant d'acheter, il est utile de savoir à qui l'on a affaire.

De sombres officines

Pour qu'il y ait des acheteurs, il faut qu'il y ait des vendeurs. Si de si nombreux produits présentés comme susceptibles de prévenir ou de guérir les maladies sont vendus comme des compléments nutritionnels, c'est que cette stratégie permet d'éviter de devoir démontrer leur innocuité et leur efficacité, ce qui est obligatoire dans le cas d'un médicament.

Comme nous le verrons, la France contrôle plutôt bien la diffusion des compléments alimentaires et sa police, la DGCCRF (Direction générale de la concurrence, de la consommation et de la répression des fraudes), a progressivement réussi à éradiquer les sociétés les plus douteuses, un peu de prison ferme pour leurs directeurs étant un argument assez convaincant pour qu'ils aillent sévir sous d'autres cieux : le Luxembourg par exemple. De fait, le Luxembourg est au complément alimentaire ce que les îles Caïmans sont à la finance : un paradis. Il en est ainsi de la société Nutrilife dont nous ne pourrons pas vous donner la localisation exacte puisque son catalogue ne mentionne qu'une boîte postale. Et les produits vendus par Nutrilife, d'où viennent-ils ? En fait, Nutrilife est le simple revendeur d'une autre société, Nutriform, basée à Wilmington dans le Delaware, aux États-Unis. Et là, aucun problème, puisque, dans ce pays, les compléments alimentaires sont beaucoup moins réglementés. D'ailleurs, l'adresse précise de Nutriform figure en clair dans le catalogue de Nutrilife.

Alors, que trouve-t-on dans ce catalogue ?

Beaucoup de choses : dans l'édition de juillet 2007, nous avons relevé pas moins de 434 références. On y trouve en vrac :

– des compléments alimentaires parfaitement autorisés (spiruline, sélénium, zinc) ;
– des médicaments (vitamine C à 500 mg) ;

– des substances dont la vente libre n'est pas autorisée en France (DHEA) ;
– des substances pour le moins surprenantes (concentré de brocoli, extrait de pépin de pamplemousse) ;
– l'inévitable papaye fermentée qui aurait si bien réussi au pape Jean-Paul II… ;
– des produits vraiment dangereux : 5-hydroxytryptamine (précurseur de la sérotonine et préconisé comme coupe-faim), S-adénosylméthionine (donneur de groupement méthyl, de nature à abîmer sérieusement notre capital génétique).

Il existe bien d'autres catalogues parfois riches de plusieurs centaines de pages. On y trouve, là encore, des produits réellement dangereux :
– Oral Chelato Rx qui contient de l'EDTA et donc susceptible d'entraîner des chutes majeures de calcium dans le sang ;
– Forskolin, puissant agent pharmacologique ;
– l'acide L-pyroglutamique qui est un dérivé cyclisé de la glutamine. À forte dose, cette molécule a des propriétés neurotoxiques ;
– l'inositol-phosphate, qui est un messager intracellulaire, impliqué dans les processus de contrôle de la multiplication cellulaire, d'où un risque potentiel de cancer.

Ces sombres officines violent deux principes de base, socles de la santé publique : ne pas nuire, ne pas tromper. Les contrôles exercés sur les lots de matières premières montrent que celles-ci ne sont pas toujours ce qu'elles devraient être car ils coûtent cher. En outre, en 1998, une enquête réalisée aux États-Unis a montré qu'un tiers des lots de plantes importées d'Asie contenaient des substances non déclarées sur le bordereau d'identité du lot et/ou contenaient des teneurs inacceptables en métaux lourds (plomb, arsenic, mercure).

Cela dit, opérer depuis le Luxembourg ne met pas forcément à l'abri, puisqu'un juge de Versailles a placé en contrôle judiciaire le responsable d'une de ces sociétés pour « trafic de DHEA » (*Le Figaro*, 28 avril 2001).

Parfois, la société s'intitule « Laboratoires », ce qui laisse suggérer que cette société a le statut d'établissement pharmaceutique ; ce n'est pas toujours le cas. La mention « une garantie de fabrication avec une qualité pharmaceutique » ou la référence à « une fabrication contrôlée par des pharmaciens » ne prouve nullement que le fabricant ait le statut d'établissement pharmaceutique. Il en est de même pour une grande surface qui emploie un pharmacien.

Parfois, la confusion est entretenue vis-à-vis des géants de l'agroalimentaire. C'est ainsi que le graphisme du sigle de Bional, société néerlandaise, figurant sur leur catalogue 2001 ressemblait graphiquement à celui de Danone.

Ainsi, les marchands de rêve essaient en permanence de conjuguer deux stratégies : médicaliser leurs produits (au travers, par exemple, des noms de marque) et les démédicaliser, comme dans l'exemple que nous venons de citer. Le message résultant est clair : nos produits sont efficaces comme des médicaments mais également « naturels » et sans effets secondaires comme des aliments. Une de ces sombres officines va jusqu'à téléguider une « Association des consommateurs de compléments alimentaires et suppléments nutritionnels » dont la devise est : « Je préfère payer pour être bien portant qu'être malade et remboursé. »

Parfois, à l'inverse, la confusion peut être engendrée par un laboratoire pharmaceutique. Par exemple, il existe un médicament appelé Supradyne® et un produit (commercialisé par le même laboratoire), qui n'est pas un médicament mais un complément alimentaire, Supradyn® Vital 50+. Cherchez l'erreur. Ainsi, en achetant Supradyn® Vital 50+, le consommateur peut penser qu'il achète quelque chose d'aussi efficace qu'un médicament, mais qui ne présente pas les inconvénients putatifs de celui-ci.

Il existe néanmoins une majorité de sociétés tout à fait sérieuses dont l'approche commerciale est éthique. Elles sont regroupées dans des syndicats tels que le Syndicat français des aliments de l'enfance, le Syndicat des fabricants de produits naturels, diététiques et compléments alimentaires (Synadiet), eux-mêmes affiliés à une confédération, l'Alliance 7. Si vous trouvez cette affiliation, c'est une garantie de sérieux. Cette affiliation figure parfois (mais trop rarement) sous forme de logo sur les produits.

Un autre type de sombre officine est celui de laboratoires d'analyses médicales. Ils sont quelques-uns (heureusement fort peu nombreux) à proposer une batterie de tests biologiques qui prétendent détecter une carence en tel ou tel nutriment : dosage de vitamine C dans les leucocytes sanguins, dosage d'acides gras dans les globules rouges, de zinc dans le sang et les urines, etc. Bien sûr, ces dosages très coûteux ne sont pas remboursés par la Sécurité sociale. Ils sont d'autant plus inutiles que les carences en vitamines et oligoéléments sont rares dans la population française en bonne santé. Enfin, le « matériel » accessible (sang, urine) n'est généralement pas représentatif des stocks de l'organisme. Par exemple, pour détecter avec certitude une carence débutante en vitamine A avant qu'elle ne se transforme en maladie, il faudrait prélever un morceau de foie. Même si elle est formellement moins exacte, l'autre solution nous paraît préférable car moins traumatisante ; elle consiste à consulter un médecin nutritionniste ou un diététicien : celui-ci vous questionnera sur votre façon de manger et pourra ainsi évaluer vos risques et déficits en tel ou tel nutriment (vitamine A mais également autres substances, calcium, fer, oméga-3).

La puissance du marketing

L'homme du marketing est là pour vendre. Lorsqu'il s'agit de lessive, de rasoirs jetables et de grosses voitures, il y a bien sûr quelques freins, mais le champ est largement libre à leur imagination. Dans le cadre de l'alimentation traditionnelle, les produits à forte valeur ajoutée sont rares et le marché est saturé. En ce qui concerne les compléments alimentaires, l'homme du marketing a deux ennemis naturels : l'homme de la recherche et du développement (R&D) qui base ses décisions sur les faits scientifiques, et celui des affaires réglementaires qui assez régulièrement lui dit : « Certes, mais en fait non. »

Vendre des compléments alimentaires requiert d'être explicite, séduisant et crédible (logos, pathos, ethos). Il faut donc émettre des promesses de bénéfice santé tout en ne trompant pas le consommateur et en respectant la loi. Pas si facile.

Un dossier exemplaire est celui de Red Bull®, une boisson dite « énergisante » qui n'est pas en soi un complément alimentaire mais qui en contient.

Pour des raisons décrites plus loin, la vente de Red Bull® n'était pas autorisée en France. La phraséologie « *n'était* pas autorisée », utilisée par le fabricant dans ses publicités du printemps 2008, laissait penser qu'à ce moment précis elle l'était. C'est le premier coup marketing de cette campagne qui relève de la stratégie du « pied dans la porte[1] », ou comment essayer de mettre les autorités de contrôle devant le fait accompli sans pour autant se mettre hors la loi.

1. Voir à ce sujet le remarquable ouvrage de Joule R.-V. et Beauvois J.-L., *Petit Traité de manipulation à l'usage des honnêtes gens*, publié aux Presses universitaires de Grenoble, 2002.

Deuxième coup médiatique, le titre de la publicité : « La potion magique rentre en Gaule. » Red Bull® est vendu dans la majorité des pays mais pas en France. L'association des termes « potion magique » et « Gaule » évoque irrésistiblement les aventures d'Astérix le Gaulois et de son village réfractaire à la conquête romaine. D'autant plus que le dessin qui illustre le titre est un Gaulois à tête de Vache qui rit et qui porte un menhir. Ils sont enthousiastes ces hommes du marketing : Red Bull® est bon de jour (sauf peut-être au petit déjeuner) comme de nuit. Chauffeurs de taxi, surfeurs d'été et snowboarders de l'hiver, cadres stressés, danseurs jusqu'au bout de la nuit… Red Bull® bien sûr !

Ils ont dû bien rire en concevant cette publicité du côté de Manhattan.

Troisième coup médiatique : affirmer en préambule que si on trouvait Red Bull® en France avant, ce n'était la faute de personne (et sûrement pas de la respectable entreprise elle-même) si ce n'est d'ignobles contrebandiers.

Et finalement : l'art de mentir par omission. La notice précisait que Red Bull® contenait de l'arginine. Sauf que Red Bull®, l'original, qui est vendu dans le monde entier sauf en Gaule, contient de la taurine et pas d'arginine. C'est amusant parce que l'arginine n'était pas plus autorisée en France que la taurine, mais est certainement potentiellement plus dangereuse.

En fait, le produit alors vendu en France (avec l'arginine) est commercialisé ailleurs sous un autre nom, Bullit (normal : ce n'est pas le même produit). Mais le nom Red Bull étant plus vendeur que Bullit, le choix fut vite fait. Le business, c'est sérieux : Red Bull c'est 2 milliards d'euros de chiffre d'affaires pour 3,5 milliards de canettes vendues dans 140 pays.

Épilogue de cette saga : Red Bull® est maintenant autorisé en France avec sa formule originale (la taurine et non l'arginine). Que s'est-il donc passé ? L'Europe a astreint la France à une amende mensuelle pour non-respect du droit communautaire : lorsqu'un produit est fabriqué et vendu légalement dans un pays européen (ce qui est le cas de Red Bull®), il doit l'être partout.

Où se procurer des compléments alimentaires ?

Si vous souhaitez vous procurer des compléments alimentaires, vous avez le choix entre de nombreux distributeurs.

➤ *La grande distribution*

Promenez-vous dans votre hypermarché préféré, vous constaterez que les compléments alimentaires prolifèrent dans différents rayons et sous différentes formes, soit en tant que tels, sous des marques différentes selon le distributeur, soit au sein d'aliments (phytostérol dans Pro-activ®, taurine dans Red Bull®, etc.).

➤ *Les magasins spécialisés*

Ils attirent surtout les femmes (à 75 %), à niveau d'éducation élevé. Ils ont pignon sur rue en Amérique du Nord. Ce sont les *general nutrition stores*, véritables supermarchés de la nutrition déclinant sur des centaines de mètres de linéaires pilules miracles, sachets minceur, créatine en pots de cinq kilos ou compléments alimentaires dernier cri, etc., dont de nombreux produits interdits ou non autorisés en France.

Au Japon, c'est la même chose, mais en moins segmenté. Là, les compléments alimentaires, y compris ceux portant des allégations sur le traitement des maladies, côtoient les médicaments en vente libre, les cosmétiques et les produits ménagers. Manque un rayon philatélie, mais peut-être n'avons-nous pas assez cherché !

➤ *Les pharmacies*

Selon une enquête réalisée dans les années 1990, le pharmacien de quartier est considéré comme étant la source la plus fiable de compléments alimentaires. De façon notable, le recours au circuit pharmaceutique augmente chez les femmes enceintes, ce qui est logique, la grossesse se situant dans un contexte médicalisé.

Les pharmaciens sont de remarquables professionnels de santé titulaires d'un diplôme bac + 6 et même bac + 9 lorsqu'ils ont fait l'internat. Reconnaissons que les compléments alimentaires sont une source opportune de compléments… financiers. Dans une enquête publiée en 1999, 74 % des pharmaciens interrogés pensaient que les compléments alimentaires ont leur place en officine, mais 68 % se sentaient insuffisamment informés pour sélectionner et conseiller des produits de cette catégorie.

De façon tout à fait étonnante, pendant longtemps, les compléments alimentaires n'ont pas figuré dans la liste des marchandises dont les pharmaciens peuvent faire commerce dans leur officine. Un arrêté du 2 octobre 2006 les y autorise. Il était temps : lorsqu'en 2005 le conseil de l'ordre des pharmaciens a attaqué certains fabricants et vendeurs de vitamine C pour exercice illégal de la pharmacie (voir page 85), ceux-ci ont envoyé des huissiers constater que les responsables de l'ordre vendaient des compléments alimentaires dans leur pharmacie sans y être autorisés. Ambiance, ambiance.

Pendant longtemps, le conseil de l'ordre des pharmaciens s'est refusé à diffuser des listes de compléments alimentaires « recommandables » ou « déconseillés », considérant que cela n'entrait pas dans ses missions. L'affaire de la DHEA (voir page 145) l'a néanmoins contraint à une position plus offensive.

Il y a du sens à suggérer que la formation des praticiens revient à l'université. Cependant, jusqu'en 2006, la nutrition occupait une place très limitée dans les études de pharmacie.

La réforme des études a intégré la nutrition comme discipline obligatoire en quatrième année avec vingt-cinq heures d'enseignement. Une nouvelle réforme risque de la supprimer. Ce serait une erreur.

Les pharmaciens constituent donc une cible privilégiée des marchands de rêve, même si le conseil de l'ordre publie régulièrement des mises en garde sur le sujet.

Nous reproduisons ci-contre un document tout à fait édifiant sur la façon dont certains « laboratoires » cherchent à convaincre les pharmaciens de conseiller leurs produits auprès de leur clientèle.

Quoi qu'il en soit, en raison de ses connaissances et du type de relations qu'il entretient avec la population, le pharmacien reste un élément clé de santé publique dans le domaine qui nous intéresse ici.

➤ *Internet*

À côté de ces circuits traditionnels de distribution, on observe la montée en puissance d'Internet. Internet n'a pas de frontière, c'est bien connu. Pas de frontière, donc pas de réglementation nationale ou européenne. On trouve donc tout sur Internet. En 2007, il y avait plus de quatre cents sites faisant de la publicité pour vendre du ginseng, de l'extrait d'ail, du kava-kava, etc., dont cent quarante-neuf prétendaient que leurs produits pouvaient prévenir, traiter et même guérir des maladies.

Nous ne le dirons jamais assez : méfiance, méfiance. Acheter sur Internet, c'est comme une boîte postale en encore moins

Chers Confrères,

J'ai l'honneur de vous annoncer la naissance d'un nouveau produit, qui, je l'espère, vous apportera toute satisfaction ainsi qu'à votre clientèle : les « SMART COCKTAILS ».

Fabriqués selon les normes B.P.F., ces produits diététiques ont été conçus sous contrôle médical pour apporter une réponse moderne aux problèmes de la femme et de l'homme d'aujourd'hui (forme, bien-être, tonus, régime, anti-âge).

Une campagne de presse grand public très importante débutera le 22 décembre en association avec INTERVIEW et T.A. appuyée par le Groupe F. (26 000 affiches dans tous les points de ventes A.A.P. et Publipub ; Publicité dans les Relais H. sur 15 jours – Affiches suspendues et vitrines, 9 magazines dans les vitrines ; Achat de pages dans *Paris-Match* ; *New-Look, Lui, Journal du Dimanche, Interview*.) De plus, courant 1993, une campagne avec achat d'espace dans différents journaux spécialisés santé, pharmacie et audio-visuel.

Pour vous faire participer à cette promotion exceptionnelle, il sera indiqué que ce produit sera disponible en pharmacie. En effet, la vente des boîtes individuelles sera faite uniquement dans vos officines.

Pour le lancement et jusqu'au 15 janvier 1993, nous vous offrons une remise exceptionnelle de 10 % à ajouter aux remises d'usage pratiquées durant toute l'année.

En cadeau de bienvenue et de bonnes fêtes, nous serons heureux de vous offrir à l'occasion de votre commande, si vous le désirez, un T-shirt « Smart Cocktails » réalisé pour la sortie du produit le 22 décembre 1992 par INTERVIEW, T.A. et I.

En espérant vous avoir bientôt comme clients, nous vous souhaitons, Chers Confrères, de très bonnes fêtes de fin d'année.

F.D.
Pharmacien Responsable.

identifiable. Il n'y a strictement aucune garantie quant à la pureté de l'actif (la ou les molécules prétendument actives sur la santé) qui peut être contaminé par des métaux lourds comme le plomb ou qui peut cacher des produits dopants tels les stéroïdes, ni même que l'actif soit réellement présent dans le produit.

Qui est le consommateur de complément alimentaire ?

En France, selon une enquête réalisée par le syndicat des fabricants de compléments alimentaires (Synadiet), une nette majorité (68 %) de consommateurs sont des femmes, prenant régulièrement ou très régulièrement un produit (78 % des consommateurs), et la régularité de la consommation augmente avec l'âge (70 % ont plus de 65 ans). De fait, le complément alimentaire est assimilé à une médecine douce qui guérit ou, encore mieux, prévient les maladies. Il est intéressant de noter qu'il y a quelques années les principaux consommateurs étaient les 35-50 ans. De façon très édifiante, la gélule est la forme la plus appréciée des consommateurs.

Aux États-Unis, une enquête réalisée au niveau national par les organismes officiels de santé (NHANES), réalisée en 2000, montrait que 106 millions d'Américains (114 millions aujourd'hui, soit plus d'un adulte sur deux !) consomment chaque jour des suppléments en vitamines et en oligoéléments, tandis que 24,2 millions consomment d'autres compléments alimentaires. Comme en France, le consommateur est plutôt une femme et la consommation augmente avec le milieu socioprofessionnel. Ce sont aussi des individus généralement plus âgés que la moyenne.

Une autre enquête, publiée en 2007, portant sur un échantillon de 278 personnes, indique que les utilisateurs réguliers de compléments alimentaires ont un comportement véritablement addictif : plus de 50 % des consommateurs réguliers de compléments alimentaires ingurgitent (à ce stade, il n'y a pas d'autre mot) des mélanges multivitaminiques, de la vitamine C, des caroténoïdes, de la vitamine E, du calcium, de la vitamine D, des acides gras oméga-3, des flavonoïdes, de la lécithine, de l'alfalfa, du coenzyme Q10 avec du resvératrol, de la glucosamine et quelques plantes. Les femmes consomment volontiers également de l'acide gamma-linoléique, des probiotiques, du zinc, de l'ail et des protéines du soja. En moyenne, dans cette étude, les consommateurs prenaient dix-sept nutriments différents chaque jour. Vous avez bien lu : dix-sept nutriments chaque jour ! Mais dans l'étude NHANES de 2000, seulement 3 individus sur 11 000 ont consommé vingt, ou plus, compléments alimentaires (chacun pouvant contenir un ou plusieurs nutriments) dans les trente jours précédant l'enquête.

En Grande-Bretagne, une enquête assez récente (2003) indique que 40 % des adultes (de 19 à 64 ans) consomment des compléments alimentaires. Les produits les plus populaires sont les mélanges multivitaminiques.

La plus forte consommation de compléments alimentaires dans les pays anglo-saxons peut être expliquée par le fait que ces populations considèrent qu'il existe un continuum entre l'aliment et le médicament, tandis que les Latins mettent les deux en opposition.

Selon une enquête, le « top 4 » des motivations d'achat est :

- la fatigue et le manque de vitalité (26 %) ;
- le maintien en bonne santé (21 %) ;
- les carences alimentaires (15 %) ;
- le stress (14 %).

De façon intéressante, le facteur de motivation varie en fonction du circuit de distribution. En effet, selon une enquête réalisée auprès de pharmaciens anglais et américains, les principales raisons d'acheter un complément alimentaire en pharmacie sont (dans l'ordre) : l'anémie, le régime, l'alcoolisme, la grossesse, la fatigue, l'arthrose, le sport, les besoins infantiles, les rhumes, la nervosité.

Également intéressante, une enquête anglaise ajoute d'autres motivations :

– le manque de confiance quant au contenu réel des aliments en vitamines et en minéraux, cela en rapport avec leurs traitements, leur transport et leur conservation (de l'arbre fruitier au marchand de primeur par exemple) ;
– le manque d'entrain à consommer certains aliments pourtant notoirement riches en tel ou tel nutriment (par exemple le foie de veau riche en vitamine A, ou le poisson riche en oméga-3) ;
– la tentation de se traiter dans l'attente d'une prise en charge hospitalière (en rapport avec les listes d'attente interminables dans les hôpitaux anglais).

Enfin, chez des femmes enceintes françaises, les compléments alimentaires sont perçus comme étant moins chers que les médicaments non remboursés par la Sécurité sociale.

La consommation ou non de compléments alimentaires dans un pays donné n'est pas liée à une position particulière du corps médical, comme le précisent les résultats de l'étude Ocha. Il y a peu, Jean-Paul Laplace écrivait : « Les aliments revendiquant un bénéfice nutritionnel ou de santé se multiplient en réponse aux attentes des consommateurs. Ce marché est l'objet d'enjeux industriels et commerciaux puissants. » Est-ce réellement les attentes des uns qui génèrent la production des autres ? C'est l'histoire de « l'œuf ou la poule » : est-ce que le premier œuf a donné naissance à la première poule ou l'inverse ? En la circonstance, il est probable que l'offre contribue à générer la demande car ces produits font rêver les consommateurs.

Comme nous le verrons plus loin, la principale source d'information (et d'incitation à consommer) vient des médias, devant la famille et les amis, et loin devant les professionnels de santé, même si les médecins et les pharmaciens sont à l'heure actuelle de plus en plus interrogés par leurs patients.

Le « consommateur moyennement avisé » est une notion de droit qui est utilisée comme fondement de nombreuses décisions de justice. Cette notion semble parfaitement nébuleuse. Qui est moyennement avisé ? vous ? nous ? le voisin d'à côté ? Si vous vous intéressez à ce livre (ce que nous espérons vivement), alors l'avoir lu vous rendra certainement « moyennement avisé ». Faut-il organiser des interrogations écrites à grande échelle pour pouvoir ensuite attribuer le label « Consommateur moyennement avisé » ou « très avisé », voire « extrêmement avisé » ?

Le problème est ardu, car il existe des différences selon le sexe (la femme s'intéresse plus que l'homme aux informations nutritionnelles), l'âge (la personne âgée s'informe moins, mais cela est en train de changer) et le pays (les habitants du nord de l'Europe s'informent plus que ceux du sud).

En pratique, les grands groupes agroalimentaires ont choisi de caler leur communication pour que celle-ci soit accessible aux moins « avisés » de leurs consommateurs. Cette stratégie a l'avantage d'éviter qu'ils soient en faute vis-à-vis de l'obligation de ne pas délivrer une information qui soit ambiguë ou trompeuse (lire à ce sujet le paragraphe sur la législation européenne, page 50). Toujours est-il que, pour faire face au risque d'abus de confiance lié à la crédulité du consommateur, le ministère du Commerce américain a mis en place un système de *hot lines* téléphoniques permettant au consommateur de se renseigner ou de porter plainte vingt-quatre heures sur vingt-quatre.

En France, le consommateur peut se rendre sur les sites Internet de l'Afssa (Agence française de sécurité sanitaire des aliments) et de l'Afssaps (Agence française de sécurité sanitaire des produits de santé) : ces sites recensent les avis des comités d'experts scientifiques sur de nombreux produits, dont les compléments alimentaires. Pour une fois, en matière de comportement alimentaire, il pourrait être utile de copier les États-Unis. D'ailleurs, très récemment (octobre 2009) l'Afssa a incité les professionnels de santé à signaler tout effet indésirable lié à la prise d'un complément alimentaire.

Le rôle des médias dans l'attrait pour les compléments alimentaires

Les journalistes aussi contribuent au paradoxe de « l'œuf ou la poule ». L'œuf, car ils publient ou montrent les aspirations supposées ou les modes de consommation des Français. À l'inverse, la poule, car ils définissent, présentent ou parfois cautionnent de nouvelles modes ou tendances. À ce petit jeu, et dès lors qu'une société est prête à payer le prix fort pour faire « mousser » son produit, des médias très sérieux se sont brûlé les ailes en cautionnant certains compléments alimentaires.

Ce rôle ambigu est parfaitement illustré par le numéro 1792 (mars 1999) du *Nouvel Observateur*. Avec en couverture « Manger mieux pour rester jeune ; des chercheurs ont établi le régime antivieillesse », cet hebdomadaire développe, sur dix pages, les théories d'un médecin, le docteur Jean-Paul Curtay, mis en forme par un journaliste, Thierry Souccar. La démarche se fait par récurrence, c'est-à-dire par déductions successives qui sont apparemment logiques, mais en réalité non démontrées, comme dans l'enchaînement d'idées suivant :

1. *Une bonne alimentation pourrait nous permettre de vivre beaucoup plus vieux :* c'est vrai, et les auteurs ont raison de le souligner, même si ce n'était pas une nouveauté.

2. *Il existe des aliments protecteurs du vieillissement et d'autres qui l'accélèrent. Par exemple, la choucroute contient les composés « anti-âge »* (sic) *suivants : vitamines K et C, sélénium, isothiocyanates.* Ces derniers, d'après les auteurs, « *aident l'organisme à neutraliser des composés cancérigènes* » *de l'organisme.* C'est présenté de façon simplifiée (ce qui est normal pour un article ou un ouvrage destiné au grand public), mais c'est globalement vrai.
3. *Comme une alimentation basée sur la consommation massive de choucroute pose quelques problèmes, la réponse est la consommation de ces nutriments « anti-âge » sous forme de compléments alimentaires.* Et de citer, comme preuve définitive, qu'*une enquête récente souligne que sur les 181 membres du Collège américain de cardiologie, 44 % prennent des antioxydants.* C'est vrai que lorsqu'on examine l'état cardio-vasculaire de la population américaine, on est définitivement convaincu ! On est en présence de ce que les scientifiques anglo-saxons dénomment un *long shoot*, une extrapolation non démontrée et qui, en l'occurrence, s'est révélée inexacte. En effet, depuis, les sociétés savantes françaises, mais aussi américaines, mettent en garde contre l'utilisation des vitamines à tout-va, en soulignant qu'une consommation régulière d'antioxydants à forte dose sous la forme de comprimés augmente de 5 % la mortalité (voir page 123).

Comme le souligne un collectif de spécialistes en nutrition, dans un document, cosigné notamment par les deux auteurs du présent ouvrage, cette recherche du sensationnalisme, les approximations, voire les contre-vérités qu'elle génère, sont délétères en termes de santé publique.

À côté de cette démarche réfléchie et visant délibérément le coup médiatique (le sensationnalisme augmente l'audience), les journalistes pèchent parfois par approximation. La raison est qu'ils doivent réagir dans l'urgence à l'actualité et n'ont donc pas toujours le temps de vérifier leurs sources ou de faire colliger leurs écrits. Combien de fois les auteurs de cet ouvrage n'ont pu vérifier comment étaient transcrites leurs interviews ni même disposer du texte publié !

Quelquefois, un manque de précision peut être dommageable. Ainsi, l'article (par ailleurs remarquable) du *Figaro* en date du 4 avril 2008 indique que la taurine est un dérivé de la caféine ; en réalité, ces deux molécules n'ont rien à voir entre elles, ni du point de vue de la structure, ni de celui de la pharmacologie, ni même du statut légal.

La grande majorité des journalistes fait bien son travail et présente de façon à la fois juste et attrayante des données scientifiques qui ne sont pas toujours faciles à comprendre ou à vulgariser. Mais attention à ne pas céder aux interprétations abusives, aux appels du sensationnalisme ou à la pression « amicale » des services de marketing ; ce risque existe tout autant pour les médecins, et même les pharmaciens, qui écrivent des ouvrages destinés au grand public…

Les organismes de régulation

Quel que soit l'objet de sa consommation, le consommateur attend une certaine sécurité lors de cet acte de consommation. Divers organismes, français ou européens, sont là pour l'assurer. Dans le cadre des compléments alimentaires, les intervenants sont particulièrement nombreux, ce qui n'empêche malheureusement pas les escrocs de prospérer.

➤ *La faculté*

En Grande-Bretagne, il existe, dans les facultés de médecine, soixante et un enseignements optionnels ciblés sur la nutrithérapie, l'homéopathie, la phytothérapie et la naturopathie.

En France, l'offre de formation est également importante et il existe plusieurs pôles d'excellence qui proposent des diplômes d'université :

– Paris-Descartes et Versailles-Saint-Quentin-en-Yvelines : « Nutrition et diététique », destiné aux pharmaciens d'officine et aux médecins libéraux ;
– Paris-VI-UPMC : « Nutrition et obésité » ;
– Paris-VII-Bichat : « Nutrition » ;
– Montpellier : « Nutrition dans les pays en voie de développement » ;
– Clermont-Ferrand-Vichy : « Nutrition et diététique » ;
– Institut Pasteur de Lille : « Nutrition ».

Sans compter tous les masters ; citons ceux de Clermont-Ferrand, Quimper, Paris-VI-UPMC, Paris-VII-Diderot.

La formation passe également par les réunions scientifiques : ce devrait être le rôle des congrès, trop souvent… pseudo-scientifiques. Le nombre de congrès dédiés au sujet qui nous intéresse est en pleine explosion. C'est ainsi qu'a eu lieu, en mai 2008, le congrès *Cosmetofoods : la beauté vient en mangeant*. Ce libellé est très alléchant, mais bien peu médical. Le programme combinait les approches nutritionnelles, industrielles et réglementaires. Il y a également les congrès sur le thème « anti-aging » ; nous en avons déjà parlé. Plus sérieuses sont les Journées francophones de nutrition qui réunissent tous les deux ans les nutritionnistes et qui ont une réelle approche scientifique.

Un autre outil de formation correspond aux médias spécialisés (livres, journaux) ; ils ne sont pas en reste pour les effets d'annonce. Par exemple, la brochure publicitaire du livre *Conseil en compléments alimentaires*, publié par les Éditions Pro-Officina et destiné aux pharmaciens d'officine, indique : « Cet ouvrage a pour vocation de vous présenter les principaux nutriments *autorisés* dans la fabrication des compléments alimentaires : acides aminés... » Oui, mais non : les acides aminés ne sont pas autorisés en France dans ce cadre. Cela est clairement dit dans le livre. Nous en sommes sûrs : c'est l'un de nous qui a écrit les chapitres en question et l'a clairement indiqué ! Malhonnêteté ou incompétence ? Nous laissons à la maison d'édition concernée le soin d'en décider. Ce qui est certain, en toute hypothèse, est qu'il est difficile que les professionnels de santé soient clairement informés si leurs documents sources sont biaisés : le livre qui est clair sur ce point coûte 41 euros, tandis que la brochure le présentant est gratuite : compte tenu du fait que seuls 0,001 % des pharmaciens qui lisent la publicité achètent le livre, on en déduit que 10 000 pharmaciens retiendront que les acides aminés peuvent être des compléments alimentaires, *versus* 1 qui saura que c'est faux.

➤ *Les instances de contrôle*

En France, tout le monde le sait, on aime bien la réglementation. Et l'alimentation est particulièrement bien encadrée, peut-être en raison de la longue et forte tradition agricole du pays, plus sûrement parce que nos gouvernants ont été durablement traumatisés par des accidents à répétition : sang contaminé (sida), hormone de croissance (prions)...

Pour cette raison, une agence aux pouvoirs étendus a été créée, l'Afssa (Agence française de sécurité sanitaire des aliments), qui applique avant tout un principe simple : *primum non nocere* (d'abord ne pas nuire). L'Afssa a trois tutelles : les ministères de la Santé, de l'Agriculture et de la Consommation. Sa mission est d'évaluer le risque dans le domaine de la sécurité sanitaire des aliments sur l'ensemble de la chaîne alimentaire, depuis la production jusqu'au consommateur. L'évaluation concerne également l'alimentation animale puisque l'animal, de façon directe ou indirecte, finit souvent dans notre assiette.

L'Afssa donne des avis et des recommandations, elle constitue un appui scientifique et technique, fournit des informations et participe à la formation des professionnels et du grand public. Le cerveau de l'Afssa est un ensemble de comités d'experts qui pratiquent ce que l'on appelle des expertises collectives. Ces experts sont extrêmement compétents dans un ou plusieurs domaines limités, d'où la nécessité d'un débat interne à ces comités et d'une décision collégiale. Parfois, en l'absence de données précises pour répondre à une question, c'est la plus forte personnalité qui emporte les suffrages, d'où certaines décisions étonnantes et des différences de recommandation d'un pays à l'autre. Ce que regarde surtout l'Afssa est le bien-fondé scientifique de l'effet revendiqué, c'est-à-dire si l'allégation est démontrée, s'il existe une adéquation entre l'effet obtenu et l'allégation. Bien sûr, il y a une proportionnalité entre l'importance de la preuve exigée et la force de l'effet revendiqué. Par exemple, pour qu'un produit obtienne l'autorisation de l'allégation « prévient la peau sèche », deux études cliniques suffisent. En revanche, pour obtenir une allégation « diminue le risque de cancer de la prostate », il faudrait un paquet d'études équivalentes à ce qui est demandé à un médicament (d'ailleurs pour nous cela en serait un). Pour ce qui nous intéresse ici, un comité étudie les propriétés et l'intérêt nutritionnel et fonctionnel des substances entrant dans l'alimentation humaine. De l'intérêt nutritionnel et de la sécurité du consommateur émerge la notion clé d'« analyse bénéfices/risques ». Cette notion est intéressante, parce que c'est également une clé de l'analyse de la pertinence d'un médicament. C'est également ce comité de la DERNS (Direction de l'évaluation des risques nutritionnels et sanitaires) qui pilote l'élaboration de références en nutrition.

Un autre niveau de contrôle est le visa PP (publicité préalable), créé en 1972. Il vise les publicités des produits autres que les médicaments, mais présentés comme favorisant le diagnostic, la prévention ou le traitement des maladies, ainsi que le diagnostic ou une modification des fonctions organiques.

Vous avez, avec un de vos enfants ou de vos proches, construit un château de sable sur la plage pour arrêter la mer montante. Pour finalement ne jamais y arriver. Eh bien la DGCCRF (Direction générale de la concurrence, de la consommation et de la répression des fraudes), c'est pareil : cent fois, mille fois, elle saisit, inflige des amendes, dresse des procès-verbaux (entre 1 500 et 2 000 fois par an dans les années 1990). Rien n'y fait, le business des compléments alimentaires est une vague déferlante incontrôlable. Une sombre officine ferme ses portes ici, elle rouvre immédiatement ailleurs. Et dans certains pays comme le Luxembourg, on ne se donne même pas ce mal. Et tout devient facile pour se procurer des produits farfelus, inutiles, voire dangereux, en particulier par vente par correspondance ou sur Internet.

➤ *Les limites des recommandations gouvernementales*

L'obésité (et ses corollaires : diabète de type II et athérosclérose) est en augmentation en France ; non seulement chez l'adulte, mais aussi chez l'enfant et l'adolescent. Il faut bouger (dans tous les sens du terme). C'est pourquoi, à la suite d'études, en particulier Suvimax dont il est question plus loin, le gouvernement a lancé un programme appelé PNNS (pour Programme national Nutrition-Santé) qui préconise de manger cinq portions de fruits et légumes par jour tout en édictant nombre d'interdits (l'excès de sel, de calories...). Cela donne :

- lundi matin : orange ;
- lundi midi : haricots verts et mandarine ;
- lundi soir : épinards et pomme ;
- mardi matin : pamplemousse ;

– mardi midi : lentilles et poire ;
– mardi soir : épinards (les restes du lundi) et pomme ;
– mercredi matin : kiwi ;
– mercredi midi : salade de pommes de terre (sans huile, sans sel, sans rien : génial) et orange ;
– mercredi soir : pâtes (sans gruyère, sans sel ajouté, sans rien : super) et banane (bof).

Stop ! Assez !

Vous avez compris : c'est difficilement faisable dans le long terme. Donc, la tentation, c'est : clafoutis aux cerises le jeudi et baba au rhum le vendredi, gratin dauphinois le samedi et choucroute le dimanche (note des auteurs : merçi à l'intersyndicale des fabricants de choucroute de ne pas nous faire de procès. La choucroute, c'est très bon).

Nous sommes un certain nombre, parmi les experts, à nous poser quelques questions sur la faisabilité de ces recommandations. Bien sûr, nous chuchotons, nous murmurons, nous susurrons, car nos doutes ne sont certainement pas tout à fait politiquement corrects.

Notre conviction est que préconiser des objectifs trop astreignants engendre un état de mauvaise conscience dans la population, laquelle essaie de compenser des apports qu'elle pense être inadéquats par la prise de compléments qui déstructurent la prise alimentaire, ce qui est responsable d'un accroissement de l'obésité. C'est finalement le modèle américain que l'on reproduit par des voies différentes. C'est bien connu : l'enfer est pavé de bonnes intentions.

La même logique s'applique à la prévention du cancer, première cause de mortalité dans le monde (84 millions de morts d'ici à 2015). Or le Fonds mondial de recherche contre le cancer (WCRF) a conclu qu'une alimentation saine et équilibrée permettrait d'éviter cent mille cancers rien qu'en France. Mais qu'est-ce qu'une alimentation saine et équilibrée ? Faute d'être précis et praticables, là encore, les slogans à l'emporte-pièce font le lit de l'excès de consommation de compléments alimentaires. C'est ce à quoi incite la célèbre étude Suvimax lorsque celle-ci est mal interprétée.

Dans le numéro d'avril 2008 de *Sciences et avenir*, il est écrit que le lycopène et le sélénium protègent du cancer de la prostate ; et il est recommandé de manger les aliments qui en contiennent : tomates pour l'un, foie et crustacés pour l'autre. Pas vraiment bon marché. La tentation est alors grande d'acheter des compléments alimentaires. C'est finalement le docteur Jean-Michel Lecerf qui, dans le même numéro de *Sciences et avenir*, fait la remarque de bon sens : « Si votre alimentation comprend plus d'éléments favorables [NDLR : fruits et légumes] et moins d'éléments défavorables [NDLR : alcool, charcuteries], alors vous aurez moins de risque de développer un cancer. » Ce qui fait la force de cette recommandation est qu'elle est très qualitative (« plus de »... et « moins de »...) et statistique (à l'échelon de la population, pas de l'individu).

➤ *La parole (parfois cacophonique) est aux tribunaux : l'exemple de la vitamine C*

La vitamine C est un puissant antioxydant et, à ce titre, possède de nombreuses propriétés pharmacologiques. C'est aussi, bien sûr, un nutriment essentiel et sa carence entraîne une maladie, le scorbut. C'est donc, à la fois, un complément alimentaire et un médicament, selon la dose et les allégations portées. On trouve donc des médicaments vendus en pharmacie et des compléments alimentaires distribués en grande surface. Dans ce dernier cas, le fabricant n'a pas forcément le statut d'établissement pharmaceutique. Le conseil de l'ordre des pharmaciens a fait de ce problème un de ses chevaux de bataille et la jurisprudence est claire : que ce soit en première instance, en appel (Versailles, 22 janvier 1996), en Cour de cassation (29 mai 1996) ou en Cour européenne, la vitamine C à une dose égale ou supérieure à 500 mg est un médicament. Le Conseil d'État a aussi été amené à se prononcer sur ce dossier ; c'est dire ! Il a tranché : la vitamine C à forte dose est un médicament.

La Cour européenne des droits de l'homme elle-même a dû se prononcer sur le dossier en 1996 ! Il s'agit de ce que l'on a appelé l'« affaire Cantoni ». À l'époque des faits, M. Cantoni est le directeur d'un supermarché de la chaîne Euromarché à Sens. Il fait l'objet de poursuites au motif d'exercice illégal de la pharmacie, de la part de l'Association syndicale des pharmaciens de l'Yonne, pour la vente de divers produits dont de la vitamine C fortement dosée (500 mg et 1 000 mg). M. Cantoni, qui soutient que la vitamine C n'est pas un médicament, a perdu devant le tribunal correctionnel de Sens (30 septembre 1998) ; il perd encore à la cour d'appel de Paris (18 mai 1989) et encore devant la Cour de cassation (29 mai 1990). Mais M. Cantoni est un opiniâtre et, le 26 novembre 1990, il saisit la Cour européenne des droits de l'homme, en invoquant l'article 7 de la Convention européenne, article très large qui lui permet de prétendre que la définition du médicament n'est pas assez précise pour que lui, Cantoni, puisse identifier avec précision que ses actes aient pu engager sa responsabilité pénale.

Il faut à la Cour européenne plus de trois ans pour décider que le recours est recevable. Après encore plus d'un an (le 15 novembre 1996), la cour déboute le plaignant en faisant valoir, entre autres motifs, qu'il appartenait à un professionnel tel que M. Cantoni de se faire aider des conseils de personnes qualifiées. Il est certain que s'il avait gagné, le paysage nutritionnel de notre pays serait aujourd'hui beaucoup plus proche de celui des États-Unis. Ouf !

Parfois la jurisprudence est ignorée : c'est ainsi que la cour d'appel d'Angers a autorisé, le 3 octobre 2001, la vente de vitamine C 1 000 mg par des entreprises non pharmaceutiques. Michel-Édouard Leclerc s'est exprimé à la télévision pour se réjouir de cet arrêt. Le tribunal correctionnel de Lille et celui de Toulouse sont allés dans le même sens. Les juges, en la circonstance, ont fondé leur décision sur un unique argument : la vitamine C n'est pas dangereuse pour la santé ! Précisons que ce n'est pas sa dangerosité qui fait d'un produit un médicament. Pour en savoir plus sur cette prétendue innocuité de la vitamine C, reportez-vous à la page 201.

L'alibi des médecines traditionnelles

Lorsque vous lisez sur une notice : « Gogotruc est utilisé depuis cinq mille ans dans les médecines chinoise et indienne (ayurvédique) », cela fait son petit effet et impressionne les foules. Ce concept, basé sur la durée, est doublement rassurant. En effet, d'une part, on associe la connaissance et la sagesse à l'âge, et cinq mille ans c'est assez âgé ; d'autre part, si le « gogotruc » était dangereux, cela se saurait. Et en cinq mille ans, on a le temps de se faire une idée.

Cependant, il ne faut pas être totalement négatif sur ce raisonnement, car au-delà des slogans accrocheurs, il est certain que l'évolution de l'espèce (et sa survie) a été basée sur une série d'essais binaires : oui, je vis ; non, je meurs. Il en est ainsi de l'écorce de saule à partir de laquelle ont été extraites l'aspirine, remarquable médicament, et la strychnine, poison violent s'il en est. Parfois, tout est une question de dose : une pincée de digitale peut être salvatrice dans l'insuffisance cardiaque. En revanche, la mégasalade de la même plante est la garantie d'un aller simple vers le ciel. Comme pour les champignons, attention à ne pas ramasser dans la nature une plante mal identifiée ; rappelons la définition : une plante vénéneuse est comestible… une fois.

Et si c'était la faute de l'Europe ?

Un des socles de la Communauté européenne est la libre circulation des biens et des personnes.

C'est ainsi qu'un complément alimentaire fabriqué et commercialisé en toute légalité en Bulgarie peut être vendu tout aussi légalement en France. Dans ce cas, ce n'est plus au vendeur de démontrer que son produit est utile, mais à l'État français de prouver que ledit produit peut poser un problème de santé publique. Pas si facile. Pour les compléments alimentaires contenant des ingrédients non autorisés en France, mais déjà commercialisés dans un autre pays européen, une déclaration doit être faite auprès de la DGCCRF qui a deux mois pour accorder la commercialisation. L'absence de réponse dans ce délai vaut autorisation. C'est ce qui fait que Red Bull est maintenant légal en France, comme nous l'avons relaté plus haut.

Un arrêt de la Commission européenne du 24 novembre 1993 (dit « Keck et Mithouard ») applique ce principe au secteur de la distribution en pharmacie. L'Europe a attaqué en justice le gouvernement grec parce que sa réglementation prévoyait la vente exclusive en pharmacie des laits transformés premier âge. La Commission européenne estimait qu'ainsi la Grèce limitait la libre circulation des biens en restreignant le circuit de distribution des produits incriminés. Dans son arrêt du 29 juin 1995, la Cour de justice européenne a donné raison au gouvernement grec. Ouf ! La réglementation n'a pas tué la réglementation, la sagesse de la cour a prévalu sur le dogmatisme de la consommation à tous crins.

Quelquefois, donc, les choses tournent bien. C'est ainsi que, à la fin des années 1990, un importateur espagnol d'une boisson « énergisante » a attaqué la France devant la Cour de justice européenne pour entrave non motivée aux échanges intracommunautaires. Sauf que ledit produit était plombé de caféine à propos de laquelle il n'est vraiment pas difficile de prouver les risques liés à un excès de consommation : troubles cardiaques, hypertension, agressivité, insomnie (entre autres).

Au-delà de ce problème, l'Union européenne a émis une série de directives visant à encadrer la vente des compléments alimentaires et les conditions d'enrichissement des aliments en tel ou tel nutriment. Ces textes, leur signification et leurs conséquences ont été décrits plus haut et nous avons bien vu que ces textes génèrent plus de problèmes qu'ils n'en résolvent. Néanmoins, soulignons ici que ces textes constituent un rempart contre les débordements pouvant provenir de pays hors Union européenne. Traduire : chez nous, c'est cacophonique, mais, triste consolation, ailleurs c'est pire !

CHAPITRE 4

Consommateurs, si vous saviez...

Une fois passées les bornes, il n'y a plus de limites.

Georges POMPIDOU.

Depuis une dizaine d'années, on assiste à une multiplication du nombre de compléments alimentaires et, parallèlement, à un accroissement des mauvais usages voire à des escroqueries. Plusieurs phénomènes expliquent ces supercheries.

Des données scientifiques au produit fini : un si long chemin

Les données scientifiques sont ce qu'elles sont et il ne faut pas vouloir leur en faire dire plus qu'elles ne peuvent : chacune a ses limites et il en faut plusieurs avant de pouvoir suspecter puis affirmer l'effet bénéfique d'un aliment, d'un complément alimentaire ou d'un médicament. Les travaux effectués par les hommes de l'art font l'objet d'une publication scientifique et sont évalués par leurs pairs, à la suite de quoi la revue scientifique à laquelle le travail a été proposé décide de le publier ou non. Le plus souvent, les experts mandatés par la revue font des critiques visant à améliorer le manuscrit, en particulier pour mieux préciser les limites du travail et l'interprétation des résultats. Donc les scientifiques sont raisonnablement entraînés à comprendre correctement ce qu'ils lisent. Ce n'est pas forcément le cas des nutritionnistes autoproclamés et des P-DG de microscopiques sociétés ou de leurs collaborateurs du marketing. Ce n'est malheureusement pas le cas non plus du consommateur « moyennement avisé » qui peut récupérer sur Internet toutes sortes de documentations, de la plus valide à la plus farfelue.

➤ *Les modèles expérimentaux*

Si l'on admet que publier un travail scientifique n'est pas une fin en soi[1], c'est qu'un travail expérimental a du sens, à condition d'en comprendre le contexte et les limites.

Plus la recherche est exercée au niveau microscopique (une seule cellule, voire un de ses composants comme une mitochondrie isolée par exemple), plus l'approche est mécanistique et moins on est dans le monde réel, celui qui nous intéresse ici, celui de la santé humaine. Par exemple, on peut tester l'action antioxydante d'un polyphénol sur une cellule musculaire. Sauf que si ce polyphénol ne passe pas l'étape de la digestion intestinale (et cela arrive), l'applicabilité directe de la découverte est nulle. Cela ne signifie pas que l'étude n'a aucune utilité : dans l'exemple du polyphénol non assimilé, elle aura l'intérêt de préciser le mécanisme d'action d'un groupe de molécules dont certaines sont absorbées par l'intestin et donc potentiellement actives dans l'organisme.

---

1. Ce qui peut se discuter ; lire à ce propos le célèbre article « Publish or perish », *The Lancet*, 2004, vol. 364, n° 9450, p. 2021-2029.

Plus on progresse vers la vie réelle, par exemple en utilisant un animal de laboratoire ou un organe isolé mais entier plutôt qu'une seule cellule ou un groupe de cellules, plus on s'éloigne de la détermination des mécanismes sous-jacents à l'action d'un produit, mais plus on est crédible en termes d'efficacité de ce produit. C'est pourquoi de nombreux modèles sont utilisés en nutrition : cochon, rat, souris, chien, chat, poulet. Nous avons même lu un travail sur l'huître qui est un excellent modèle pour étudier le métabolisme des sucres ! Pourquoi autant d'espèces animales ? Simplement parce que l'homme est l'homme et aucune espèce n'est parfaitement identique à une autre pour tous les métabolismes. Ces spécificités sont connues de l'homme de l'art, de même que la finalité d'un travail. Avant de procéder à des essais sur l'homme, on préfère donc non seulement vérifier l'efficacité mais aussi s'assurer de l'absence de toxicité du produit étudié sur divers modèles animaux.

Certains modèles animaux seront plus extrapolables à l'homme pour comprendre les effets d'une molécule sur le foie, et d'autres pour le cœur ou le rein. Par ailleurs, on peut utiliser un modèle animal à une autre fin que son applicabilité chez l'homme. De nombreux travaux sont réalisés dans le domaine de la nutrition des animaux domestiques ou dans celui de l'élevage. Prenons deux exemples. Le chat est strictement dépendant d'un apport nutritionnel en arginine. Le moyen d'améliorer l'apport en cet acide aminé est un enjeu majeur de santé pour notre petit compagnon. Mais l'extrapolation à l'homme sain adulte est nulle car celui-ci sait fabriquer l'arginine autant que nécessaire. Deuxième exemple : la truite saumonée. L'aquaculture est en pleine expansion. L'enjeu est d'obtenir rapidement des animaux de poids satisfaisant tout en conservant les qualités nutritionnelles et gustatives du produit que nous mangeons. Il a été montré que la biduline favorise la santé de la truite saumonée et donc sa prise de poids. Pour autant, préconiser l'utilisation de la biduline chez l'homme fatigué serait parfaitement stupide car la biduline n'a pas démontré être active dans l'espèce humaine.

Parfois certains industriels n'interprètent pas correctement ce qu'ils lisent, ou font semblant d'ignorer les limites des études qu'ils présentent pour promouvoir leurs produits : cela explique la prolifération de produits inutiles, voire dangereux, et l'utilisation d'allégations non fondées.

➤ *La dose*

« Conseil d'utilisation : deux gélules par jour, de préférence après le petit déjeuner. » Quelle précision !

Ceci est un conseil, pas une posologie. Pourquoi ? Simplement parce que le terme « posologie » est pharmaceutique et son emploi ferait du produit en question un médicament comme nous l'avons décrit plus haut.

Donc, il est conseillé de prendre deux gélules ; pourquoi pas une, pourquoi pas trois, ou quatre ? Pour répondre à cette question, il faudrait disposer des résultats d'études qui ont envisagé la relation entre la dose administrée et l'effet obtenu. Or, pour la très grande majorité des produits, de telles études n'existent pas.

Il est également conseillé de prendre le produit après le petit déjeuner. Pourquoi ? Et pourquoi pas avant, pendant ou à n'importe quel autre moment de la journée ? Personne ne le sait et certainement pas celui ou celle qui a conçu la notice. Là encore, il faudrait disposer d'études pertinentes.

Sans multiplier les exemples à l'infini, on pourrait aussi citer cette notice qui propose une cure de vingt jours de « traitement » suivie d'une cure de dix jours d'entretien. Nous avons demandé à la société commercialisant ce produit de nous fournir les études justifiant des recommandations si précises. Pas de réponse.

Parfois, l'imagination des marchands de rêve n'a pas de limite. Par exemple, un produit se compose de capsules marron à prendre le matin et de capsules bleues à ingérer le soir. Les premières contiennent du zinc et des vitamines B12, B1 et B8 ; les secondes du fer et des vitamines B3 et B9. Nous ne connaissons pas les bases rationnelles qui justifient cette sophistication. Peut-être que la vitamine B8 prise le soir énerve ?

En réalité, le « conseil d'utilisation » est, dans la très grande majorité des cas, un leurre qui laisse penser au consommateur crédule que ces paramètres ont été étudiés. Au-delà, l'amalgame avec le médicament n'est pas loin. Et au-delà encore, le « conseil d'utilisation » cherche à amplifier l'adhésion du client-patient au « traitement ». Et puis si ça ne marche pas, c'est certainement parce que les conseils d'utilisation n'ont pas été bien suivis !

Le vecteur

Pour aller sur la Lune, mieux vaut utiliser une fusée qu'un sous-marin. Cette phrase a l'air d'un aphorisme un peu niais. Mais il s'applique parfaitement aux compléments alimentaires. En effet, pour être correctement assimilé puis véhiculé dans l'organisme, un nutriment a besoin d'un environnement et d'un vecteur qui lui conviennent. Il existe peu d'études de biodisponibilité (c'est-à-dire la quantité du nutriment concerné qui arrive réellement dans le sang puis vers l'organe ou les cellules cibles) dans le domaine qui nous intéresse, probablement parce qu'elles sont très coûteuses.

Par exemple, la vitamine E n'est soluble que dans un environnement graisseux avec lequel elle forme des interactions (micelles) qui sont indispensables à son absorption. Le beurre est donc un excellent vecteur de la vitamine E et, *a contrario*, on comprend qu'une gélule renfermant cette vitamine, avalée avec un peu d'eau, ne soit pas très utile si elle ne comprend pas de lipides.

Les études

Les résultats issus des études à l'échelon de la molécule, de la cellule ou de l'animal ne constituent jamais que des hypothèses, des pistes de recherche quant aux effets réels sur la santé humaine de tel ou tel aliment, complément alimentaire ou médicament. Il convient ensuite de confirmer ou d'infirmer ces hypothèses par des études portant sur l'homme, études dont les résultats sont parfois différents de ceux attendus à partir des études préalables.

Les études sur l'homme répondent à des critères de qualité fort précis et minutieux. En médecine, nous sommes à l'époque de l'*evidence-based*, c'est-à-dire la preuve basée sur les faits, ou encore des études bien faites qui démontrent que telle ou telle molécule a bien l'action revendiquée.

Dans le domaine qui nous intéresse, les études scientifiques sont rares, et cela pour une raison simple : ces études sont extrêmement coûteuses. Un essai clinique revient à son commanditaire entre 50 000 et 500 000 euros selon le nombre de sujets inclus et la complexité des paramètres étudiés. Les études bien faites sont exceptionnelles. Des biais dans le protocole d'étude ou dans le raisonnement invalident souvent les résultats. Les biais les plus fréquents sont les suivants :

– absence de groupe contrôle (placebo) ;
– absence de statistiques ;
– présentation trompeuse des données : lorsque déjà il existe des statistiques, la dispersion des données n'est

pas présentée et on parle de tendance sans que la différence entre les groupes ait une réelle signification ;
- absence de recherche d'une relation entre la dose administrée et l'effet observé ;
- résultats anecdotiques : ce que l'on appelle « à propos d'un cas ». Probablement très intéressant pour le cas en question, mais absolument pas extrapolable à l'échelle d'une population (c'est-à-dire vous et nous) ;
- extrapolation à l'homme sain de résultats obtenus dans une maladie grave. Par exemple, les patients cancéreux traités par chimiothérapie présentent souvent une grave altération de leur muqueuse intestinale. Un probiotique (voir page 182) peut être très efficace chez ces malades, mais être absolument sans effet chez l'individu sain puisque celui-ci n'a aucune altération de son intestin. S'il n'y a rien à traiter, il n'y a pas d'effet à escompter. CQFD.

Ainsi, la mention « scientifiquement prouvé »... ne prouve rien du tout. Il en est de même pour la mention « testé et approuvé ». Testé par qui et approuvé par qui ? Mystère. Enfin, de la même façon, on peut trouver dans la notice une mention telle que : « Nous menons de multiples études scientifiques afin d'évaluer l'intérêt de nos produits. » Oui, et alors ? Le plus souvent, lorsque l'on réussit à obtenir le dossier scientifique (ce qui est loin d'être le cas le plus fréquent), on ne peut qu'être consterné devant la pauvreté des données qui soutiennent le « scientifiquement prouvé ». Faiblesse des effectifs, méthodologie indigente, interprétation exagérément optimiste des résultats, etc.

Des scientifiques égarés aux gourous

Nous l'avons dit, les compléments alimentaires constituent un marché colossal. Il y a beaucoup d'argent à faire et il n'est pas surprenant qu'à côté d'industriels peu scrupuleux, quelques médecins ou pharmaciens se laissent séduire. Pour d'autres, ce n'est pas par âpreté au gain mais par réelle conviction qu'ils font la promotion de certains compléments alimentaires ; dommage que ce bel enthousiasme n'ait pas une base scientifique solide.

La démarche peut être collective. C'est le cas, par exemple, des médecins et scientifiques des associations pour l'« anti-aging medicine » qui organise régulièrement de magnifiques congrès dont les vedettes sont pour la plupart… d'augustes inconnus avec, au milieu, de rares spécialistes qui découvrent, mais un peu tard, qu'ils n'avaient rien à faire là. Parfois, il y a plus de spécialistes reconnus, comme au Congrès *Food, Health, Well-beeing* (alimentation, santé et bien-être) qui s'est tenu les 16 et 17 octobre 1998 à… Eurodisney. *No comment.*

La démarche peut être individuelle ; relève-t-elle alors du coup de pub, de l'insolation ou d'une perte de contrôle plus ou moins temporaire ? Plus banalement, elle provient surtout d'une extrapolation non vérifiée chez l'homme de certains résultats expérimentaux. Il en est ainsi des vertus attribuées à la papaye fermentée qui ont suscité la consternation dans le milieu médical. C'est le cas de ceux qui se font les apôtres de la nutrithérapie, néologisme consacré en grande partie à l'usage des compléments alimentaires.

De façon étonnante, on peut très facilement se proclamer nutritionniste. On trouve même des micronutritionnistes, c'est-à-dire spécialisés dans le domaine des micronutriments (oligoéléments et vitamines) ! En fait, légalement, seuls ont droit à ce titre les internes en médecine des hôpitaux ayant validé un diplôme de troisième cycle de nutrition (option du diplôme spécialisé d'endocrinologie de médecine interne) ou par équivalence pour les praticiens les plus âgés. De la même façon, il faut être titulaire d'un BTS de diététique pour se proclamer diététicien. Les titulaires d'un diplôme d'université (DU) de nutrition et/ou de diététique ne peuvent revendiquer l'un de ces deux titres, mais uniquement une « compétence » en nutrition. Les autres sont des escrocs.

Donc, si sur une ordonnance ou une plaque vous lisez :

> Dr A. Machpro
> Ancien interne des Hôpitaux de Paris
> Endocrinologue *ou* Nutritionniste

vous avez affaire à un nutritionniste habilité à vous faire les prescriptions que votre état exige.

Si la plaque mentionne :

> Dr B. Trucmuche
> Médecin généraliste
> Diplômé en nutrition et diététique
> de l'université Paris-Descartes

vous êtes devant un médecin qui pourra vous prodiguer les traitements de base, vous conseiller utilement, mais il vous adressera à un spécialiste nutritionniste en cas d'obésité massive, par exemple.

Enfin, si la plaque et l'ordonnance ne mentionnent que :

> Dr C. Tartempion
> Micronutritionniste *ou* Nutritionniste

vous avez affaire à un abus de titre passible de poursuites. Et cela même s'il connaît bien son affaire, et même s'il a un diplôme de pharmacien ou de diététicien avec ou sans DU.

Êtes-vous pour autant en danger ? Fort heureusement, certains de ces thérapeutes ont acquis de réelles connaissances en nutrition, grâce à leurs lectures scientifiques et à leur expérience médicale ; certains, mais pas tous. Méfiez-vous des médecins qui vous prescrivent moult compléments alimentaires avant même de vous conseiller une alimentation plus saine, ou de ceux qui interdisent systématiquement une ou plusieurs catégories d'aliments. Dans le genre gourou dangereux, il y a pire, ce sont les nutrithérapeutes, naturopathes et certains ostéopathes. Ils n'ont reçu aucune formation scientifiquement valable en nutrition, mais ne se privent pas d'imposer interdits alimentaires, régimes aberrants et… compléments alimentaires.

Des publicités ravageuses

La chasse aux gogos est ouverte ! Il est fascinant de lire les dépliants publicitaires des spécialistes du marché des compléments alimentaires. Par exemple Bilberry®, dont l'actif est la myrtille, combat la perte de mémoire, prévient les infections urinaires et améliore la vision nocturne. Nous sommes tentés d'écrire « et puis quoi encore ? ». Quant au Gugulipid®, qui contient le célèbre guggul (?), il abaisse les triglycérides et le cholestérol contenus dans le sang, réduit la viscosité des plaquettes et, enfin, est un anti-inflammatoire efficace dans l'arthrite.

Nous posons donc très calmement la question : à quand l'association de la myrtille, du guggul et de la DHEA ? Voir la nuit, sans souffrir de rhumatisme et en stimulant sa libido devrait permettre à Roméo-Papi de grimper au balcon de Juliette-Mami. Cet exemple ridicule illustre parfaitement l'enjeu sociétal du marché des compléments alimentaires.

Toujours plus loin dans le domaine de la gogothérapie, nous avons même trouvé un produit à base d'eau de mer lyophilisée. Mais rassurons-nous, il reste 1,8 % de supraplancton dans la préparation !

Médicament chez nous, complément alimentaire ailleurs : l'exemple de l'alpha-cétoglutarate d'ornithine

Certains composés sont considérés comme des médicaments en France, et à ce titre, soumis à une prescription médicale qui en réduit le risque de mauvais usage et, éventuellement, de toxicité. Dans d'autres pays, comme les États-Unis, ces mêmes produits sont des compléments alimentaires ; à ce titre, ils sont en vente libre, et disponibles également pour tout un chacun par Internet. L'alpha-cétoglutarate d'ornithine en est un bel exemple.

En France, l'alpha-cétoglutarate d'ornithine (ACO) est un médicament commercialisé sous les noms de Cétornan® (5 et 10 g) pour les voies orale et entérale (par sonde), et d'Ornicetil® (2 et 10 g) pour la voie parentérale (ou intraveineuse).

Il s'agit d'un adjuvant de la nutrition artificielle et de nombreuses études montrent que l'ACO accroît la masse musculaire et améliore la cicatrisation et l'immunité, chez les patients brûlés et les personnes âgées dénutries.

Aux États-Unis, il s'agit d'un complément nutritionnel, OKG Fuel®, que l'on trouve dans les *general nutrition stores* sous forme de gélules faiblement dosées (50 mg). Même en en prenant dix par jour, ce que l'on sait de la pharmacologie de l'ACO rend très improbable la moindre action de ce complément alimentaire chez un individu bien portant. Les consommateurs américains jurent du contraire : l'OKG Fuel® est très populaire auprès des body-builders pour augmenter la masse musculaire. Effet placebo ? Peut-être pas, car une étude canadienne a montré que, sur le marché nord-américain, 50 % des compléments alimentaires contenant des acides aminés sont « contaminés » par un anabolisant stéroïdien (stanozolol ou équivalent). Les compléments alimentaires à l'ACO devraient donc leur efficacité non à l'ACO lui-même, mais à cet anabolisant, dangereux, sciemment incorporé par le fabricant et bien sûr non annoncé dans la fiche de composition du produit. Dans ces conditions, il n'est pas étonnant que de tels produits augmentent la masse musculaire. Les vendeurs d'OKG Fuel® sont de très très sombres officines.

D'un produit à l'autre : les dérives d'une molécule

L'efficacité d'un complément alimentaire n'est souvent démontrée que dans un cas précis. Il n'empêche, les sombres officines n'en ont cure et déclinent sans vergogne de multiples applications inefficaces voire dangereuses. La taurine en est un bel exemple.

La taurine est considérée comme étant un acide aminé bien qu'elle n'en possède pas toutes les caractéristiques chimiques. Elle est non essentielle chez l'adulte (c'est-à-dire qu'un individu sain n'a pas besoin d'en consommer pour avoir des réserves suffisantes). Il n'en est pas de même chez le petit enfant et plus encore chez le prématuré en raison d'une immaturité de certaines des enzymes. Puisque la taurine est présente à hauteur de 40-50 mg/l dans le lait de femme, mais absente du lait de vache, les fabricants de lait ont su vendre le concept de l'aspect indispensable de la taurine aux autorités de santé ; elle peut être incorporée dans les laits infantiles appartenant à « la catégorie des produits diététiques à fin médicale spéciale », principe de précaution oblige. En réalité, la carence en taurine entraîne bien un problème grave, une cécité, chez le chaton, mais il n'y a qu'un cas mondial documenté de carence chez le nouveau-né (un prématuré nourri par voie intraveineuse totale dépourvue de taurine).

Fort de cette respectabilité, des industriels ont ensuite essayé de vendre la taurine comme complément alimentaire en se basant sur ses propriétés antioxydantes (voir page 192) ou de détoxifiant (vésicule biliaire, etc.). Il existe beaucoup d'études expérimentales, mais bien peu d'études cliniques qui soutiennent le concept. La présence de taurine au sein de compléments alimentaires n'est donc pas autorisée en France et c'est bien ainsi, en l'état actuel des connaissances.

Pour cette raison, la boisson énergisante Red Bull® a longtemps été interdite en France, ce qui n'empêchait pas quelques jeunes femmes accortes de distribuer des publicités Red Bull® à la porte des universités. Depuis 2008, la France a dû se plier à une directive européenne concernant la libre circulation des produits, et a donc ouvert son marché au Red Bull®. La pression marketing a suivi, en déployant sa grosse cavalerie. La grande presse avait également été contaminée par cette pression. C'est flagrant dans un article publié à la mi-avril 2008 dans un quotidien gratuit où la journaliste conclut que « [si] l'on avale une canette de Red Bull […] de temps en temps […], franchement, il n'y a pas de quoi fouetter un chat » ; si elle fait allusion au rôle de la taurine chez le chaton (voir ci-dessus), c'est très fort.

Des conséquences mal cernées : certains jouent aux apprentis sorciers

Les textes européens précisent que les compléments alimentaires et les aliments santé doivent être sûrs et sains. On est loin du compte ! Les compléments alimentaires ont des conséquences qu'on ne cerne parfois que plusieurs années après le début de leur utilisation. Quelques exemples.

• L'alpha-tocophérol (α-tocophérol sur certaines notices pharmaceutiques), la forme la plus fréquente de la vitamine E, inhibe la croissance de cellules cancéreuses du sein et de la prostate. Chez 35 000 femmes (55-69 ans) suivies pendant quatre ans, il existe une relation inverse entre l'apport alimentaire en vitamine E et le risque de cancer du côlon. De plus, chez 30 000 adultes, une vitamine E sanguine basse est associée à un risque de cancer une fois et demie plus important. Cependant, l'étude ATBC montre qu'une supplémentation en vitamine E diminue la fréquence des cancers de la prostate *mais* augmente celle des cancers de l'estomac. Plus encore, une méta-analyse récente (voir le glossaire en fin d'ouvrage pour une définition de ce terme), incluant plus de 100 000 sujets, indique que la supplémentation en vitamine E augmente la mortalité. La vitamine E est un puissant antioxydant et à ce titre, de façon indirecte, module l'activité de facteurs clés de la machinerie cellulaire. Moduler de façon prolongée des éléments si importants de la signalisation cellulaire expose donc à des risques mal cernés. Apportés massivement par un complément alimentaire, ses effets ne seront pas forcément les mêmes que si elle est véhiculée par l'alimentation.

• Il y a un risque à associer des compléments alimentaires à une chimiothérapie, car celle-ci devient alors souvent moins efficace pour détruire les cellules cancéreuses. En fait, ce risque d'interaction avec les compléments alimentaires concerne de nombreuses classes de médicaments. Par exemple, la vitamine E, en combinaison avec d'autres antioxydants, diminue l'efficacité des statines, un médicament prescrit contre les maladies cardio-vasculaires, le sélénium augmente les effets de certains anticoagulants (risque d'hypercholestérolémie et d'hémorragie), l'ubiquinone-10 élève l'efficacité de certains antihypertenseurs (risque d'hypotension et de malaises).

• Parfois, le risque dépasse totalement l'entendement du « consommateur moyennement avisé » et, ce qui est plus grave, celui du « vendeur moyennement scrupuleux ». Par exemple, on sait que le sélénium « c'est bien ». En réalité, les effets de ce micro-élément sont hautement fonction de la forme utilisée : sous forme de sélénométhionine, le sélénium est antioxydant (ce qui est bien), tandis que sous forme d'oxyde sodique, c'est un pro-oxydant (ce qui n'est pas bien).

• Le risque peut être plus insidieux. Par exemple, des doses élevées de phytostérols (voir page 177) peuvent altérer la biodisponibilité des caroténoïdes, c'est-à-dire l'assimilation par l'organisme de ces précieuses molécules présentes naturellement dans les fruits et les légumes. Or, l'enrichissement de très nombreux produits alimentaires courants (notamment margarines et yaourts « anticholestérol ») peut conduire à une réelle surconsommation du nutriment concerné. Ainsi, une enquête européenne récente conclut que 1,4 % de la population consomme plus de 3 g de phytostérols (que l'on trouve dans certaines margarines) par jour, soit une dose supérieure à celle potentiellement toxique : ce n'est sans doute pas anodin.

Un ratio bénéfices/risques des plus aléatoires : l'exemple de la DHEA

La déhydroépiandrostérone (DHEA) est une hormone cortico-surrénalienne dont la concentration dans le sang diminue avec l'âge, et ce phénomène est corrélé au déclin d'un certain nombre de fonctions de l'organisme. Bien que ces observations n'impliquent pas de relation de cause à effet, l'apport de DHEA chez la personne âgée a été préconisé. En raison de son action (hypothétique) sur le vieillissement, la DHEA est souvent appelée « fontaine de Jouvence ». Elle est utilisée largement, et de façon non contrôlée, aux États-Unis et au Canada, où cette molécule est considérée comme un complément alimentaire. Les hommes du marketing vous le disent : il faut faire rêver le client.

Et en France ? Comment pouvons-nous nous passer de DHEA alors que la population vieillit et que les seniors associent, d'ailleurs à juste titre, qualité nutritionnelle, bien-être et longévité ?

Le détonateur aura été une étude pharaonique conduite à la fin des années 1990 par le professeur Baulieu et bien médiatisée ; peut-être trop, même au goût des auteurs qui se voient cités dans des publications émanant de sombres officines qui mentionnent que « des milliers d'études scientifiques ont montré… » et pourquoi pas des centaines de milliers !… Toujours est-il que presse écrite, radios et télévisions s'étaient emparées alors du dossier. La DHEA nous jouait une version revisitée de la ruée vers l'Ouest. Chacun y allait de son petit couplet, dans les deux sens d'ailleurs, puisqu'un médecin se sent obligé de témoigner que la DHEA l'a rendu malade (*Le Figaro*, 2-3 juin 2001). Il s'agit d'une information intéressante, mais dont la valeur scientifique est nulle. Violant la loi, les « Laboratoires » Lebeau (entre guillemets, car cette société n'a pas le statut d'établissement pharmaceutique) proposaient en 2001 de la DHEA conditionnée en gélules dosées à 25 et 50 mg. La qualité est au top : le bulletin d'analyse précise que celle-ci a été effectuée conformément aux prescriptions de l'édition 2000 de la pharmacopée chinoise. Ben voyons ! L'émotion est à son comble lorsqu'un grossiste pharmaceutique s'apprête à libérer sur le marché quelques dizaines de kilos de DHEA (la DHEA en vrac ne figurait pas sur la liste des produits dont la distribution est interdite). Notons tristement qu'il aura fallu nettement moins de temps pour fournir les octogénaires français en DHEA que les populations subsahariennes en médicaments contre le sida...

Notre opinion est que l'étude du professeur Baulieu ne permet pas de conclure : stratification excessive de la population étudiée[2], renvoi systématique à de futures publications pour obtenir des détails méthodologiques pourtant fondamentaux pour l'interprétation des données, résultats à géométrie variable selon la sous-population étudiée (amélioration de la libido et du statut osseux chez la femme de plus de 70 ans, amélioration de la plasticité cutanée chez l'homme de moins de 70 ans). Les mauvaises langues diront que cela sent l'erreur statistique à plein nez. En tout cas, les auteurs de ce livre ne donneront pas de DHEA à leurs parents. De plus, non seulement les résultats des études scientifiques sont globalement décevants, mais des apports au long cours pourraient être dangereux en induisant des cancers hormono-dépendants chez la femme (sein, utérus). Pour cette raison, la DHEA n'est pas autorisée en France en vente libre. Un médecin peut

2. C'est-à-dire le découpage de la population étudiée en sous-groupes plus homogènes, fonction de l'âge et du sexe par exemple.

cependant en prescrire pour un patient donné, et le pharmacien réaliser tout à fait légalement une « préparation magistrale ».

Mais qu'en est-il du point de vue des instances de contrôle ? Comme nous l'avons écrit plus haut, la législation française a ceci de plaisant qu'une molécule sans statut juridique dans notre pays peut être incorporée dans une préparation magistrale (confectionnée par le pharmacien sur prescription d'un médecin).

Après une prise de position assez molle (*La Lettre des nouvelles pharmaceutiques* du 29 mars 2001), le conseil national de l'ordre des pharmaciens s'est exprimé de plus en plus clairement sur le dossier (*La Lettre des nouvelles pharmaceutiques* des 21 juin, 5 juillet, 19 juillet et 4 octobre 2001), son président, Jean Parrot, indiquant : « L'ordre ne peut pas interdire, il peut conseiller : sachez résister à la demande. Pour ma part, je ne vends pas de DHEA. » Puis, peut-être en rapport avec cette prise de position courageuse, l'Agence française de sécurité sanitaire des produits de santé (Afssaps) a annoncé (10 juillet 2001) que l'utilisation de la DHEA devait être assujettie à la réglementation du médicament. Cela a pour le moins l'avantage de permettre qu'une pharmacovigilance s'exerce sur ce produit, d'autant que, selon l'Afssaps, l'innocuité de la DHEA n'est pas prouvée (voir page 145).

Pour nous, il est logique de classer la DHEA parmi les médicaments, car son administration intervient dans un contexte de déficit hormonal (d'ailleurs variable d'un sujet à l'autre) que l'on traite en administrant une hormone. Le principe n'est, en fait, pas différent de celui de l'administration de l'insuline dans le diabète, par exemple. De ce fait, la DHEA répond à la définition du médicament donnée dans l'article L. 511-1 du Code de la santé publique : « On entend par médicament toute substance ou composition présentée comme possédant des propriétés curatives ou préventives à l'égard des maladies humaines [...], ainsi que tout produit pouvant être administré à l'homme [...] en vue [...] *de restaurer* [...] *ses fonctions organiques.* »

La DHEA, complément alimentaire dans de nombreux pays, médicament en France. Et alors ? Comme disait le doyen Jean Rey lorsqu'il nous représentait à Bruxelles : « Ce n'est pas parce que l'on est seul à avoir un avis que l'on a forcément tort. »

« Trop » peut être plus dangereux que « pas assez »

Le spécialiste anglais des compléments alimentaires Geoffrey Webb rappelait récemment, dans les colonnes des *Proceedings of the Nutrition Society*, les paroles de Paracelse (1493-1541) : « Toutes les substances sont des poisons ; il n'y en a pas une seule qui ne soit pas un poison. C'est la dose qui différencie le poison du remède. » On peut trouver de bonnes raisons (voir page 146) de prendre des capsules de fer. Sauf que le fer est présent dans beaucoup d'aliments et parfois même certains en sont enrichis, tels que des céréales pour petit déjeuner. Et trop de fer expose au vieillissement cellulaire.

Des apports excessifs de vitamine A peuvent entraîner des symptômes neuropsychiatriques allant jusqu'au délire et au coma. L'excès de vitamine C est responsable de calculs rénaux chez les sujets prédisposés. De fortes doses de bêta-carotène augmentent le risque de cancer du poumon chez les fumeurs, etc.

Cette propension à consommer trop est variable selon les pays, fonction de la culture et de la réglementation. En Grande-Bretagne, la vente de produits très fortement dosés (c'est-à-dire au-dessus des recommandations) concerne 12 à 15 % du total des compléments alimentaires. Pour cette raison, tous les pays développés ont établi (ou essaient de le faire) des seuils pour chaque nutriment. Ces seuils sont appelés « limite supérieure d'apport sans danger » (*upper limit of safe intake*, souvent résumée par les initiales UL). Le gros problème dans ce domaine est le manque de données, car les études nécessaires sont très onéreuses et peu d'organismes se portent volontaires pour les financer. À défaut, on définit la dose maximale qui n'entraîne pas d'effet délétère observable (NOAEL : *no observed adverse effect level*). C'est un domaine plein d'avenir et il est dommage que son expertise soit en passe d'être sinistrée dans notre pays. Les esprits curieux et les grands voyageurs peuvent avoir noté que les UL peuvent varier de façon considérable selon les pays. Cela tient à plusieurs facteurs :

– l'UL concerne parfois l'apport total quotidien, y compris celui alimentaire, parfois l'apport du seul complément ;
– l'UL résulte de l'utilisation de données différentes, ou d'interprétations différentes des mêmes données ;
– les UL, dans un pays donné, ont été établies à un moment donné ; celles d'autres pays l'ont été avant ou après, donc en considérant les données disponibles à l'instant *t*.

Les dangers masqués : la pratique du sport de haut niveau peut être dangereuse !

Faire du sport est bon pour la santé ; on ne le dira jamais assez. Mais le sport de haut niveau est un domaine très particulier dont l'acteur principal, l'athlète, est friand de potions magiques, de régimes « miracles » aux compléments alimentaires du même nom. Dans un article intitulé « Ces sportifs qui gagnent au jus de légume », publié il y a quelques années dans *Le Figaro*, le docteur Jean-Pierre de Mondenard faisait l'apologie de sportifs de très haut niveau végétariens, soit de façon pure et dure excluant tout aliment d'origine animale, soit tolérant lait, œufs et/ou poisson dans leur régime. Et de citer nombre de cyclistes, nageurs, skieurs, tennismen, triathlètes de renom, tous végétariens. Et de s'étendre plus particulièrement sur le cas d'un cycliste australien, David McKenzie, vainqueur détaché d'une étape du Giro et appartenant à l'équipe Linda McCartney, dont tous les équipiers seraient végétariens. Qui se souvient de ce coureur et de son équipe ? Qui est capable d'affirmer que d'absorber exclusivement des protéines d'origine végétale améliore la performance et/ou la récupération ? Qui peut croire de telles fariboles ? Laissons de côté le dopage médicamenteux volontaire dont on a assez parlé lors des derniers Tours de France et consacrons-nous aux aspects qui nous intéressent ici.

D'abord les sportifs de très haut niveau sont (potentiellement) de grands malades. En particulier, hors les accidents mécaniques (fracture, claquage), ils sont exposés aux infections, en particulier pulmonaires, car la pratique très intensive du sport est responsable d'une diminution de l'immunité : d'où l'intérêt supposé (et discuté dans un autre chapitre de ce livre) de nutriments qui pourraient améliorer l'immunité tels que le zinc et la glutamine. Ensuite, et de façon plus générale, ils cherchent à améliorer leur performance grâce à des substances naturelles qui ne sont pas considérées comme des produits dopants : poudre de protéines, acides nucléiques, probiotiques, créatine, carnitine, chrome, coenzyme Q10 (ubiquinone), hydroxyméthylbutyrate (HMB), ginseng, racine de Saint-John, spiruline, ginkgo biloba, etc.

Mais certains fabricants peu scrupuleux « optimisent » la composition de leurs compléments alimentaires, ou de leurs plantes médicinales, en introduisant des substances illicites qui augmentent la performance. Il s'agit de caféine, d'éphédrine, de diurétiques (tel le furosémide), de benzodiazépines (qui créent une dépendance au produit !) et surtout d'anabolisants stéroïdiens naturels ou de synthèse (stanozolol). Pudiquement, on parle de « contaminants ». Mais qui peut croire que ces « contaminants » arrivent par hasard dans les chaînes de production ? Bien sûr, la présence de ces substances n'est pas indiquée sur l'étiquette du produit. En fait, le scandale a éclaté lors des championnats du monde d'athlétisme à Edmonton, en 2000. À cette occasion, deux athlètes canadiens ont été contrôlés positifs. Le docteur Christiane Ayotte, directrice du laboratoire de toxicologie de Montréal et spécialiste mondiale de la question, a révélé le pot aux roses dans une série d'interviews fracassantes : la moitié des produits nutritionnels préconisés chez les sportifs de haut niveau disponibles sur le marché nord-américain contiennent (en quantité variable d'un lot à l'autre) des substances interdites, en particulier des alcaloïdes, de l'éphédrine et des stéroïdes. Lorsque l'on a analysé les compléments alimentaires utilisés par des sportifs contrôlés positifs, dix-huit préparations provenant de douze sociétés différentes se sont révélées être « contaminées ». On se souvient de deux athlètes français partis s'entraîner aux États-Unis et contrôlés positifs à leur retour. Ils ont toujours clamé leur innocence.

De tels produits, plombés aux stéroïdes, tendent à se disséminer dans le monde, en particulier grâce à Internet ou à des revendeurs peu scrupuleux : on en retrouve notamment en Grande-Bretagne, Suède, Norvège, Allemagne, Belgique et Israël. En revanche, comme le nuage de Tchernobyl ou la crise des *subprimes*, il semble que le phénomène se soit arrêté aux frontières de la France…

Le scandale des « dangers masqués » a surtout été médiatisé à travers les affaires de dopage (volontaire ou non) de sportifs célèbres. Mais ne croyez pas que les athlètes de haut niveau soient les seuls à risquer leur santé en consommant des compléments alimentaires frauduleux. En fait, le danger existe dans toutes les catégories de produits, pas seulement dans ceux destinés à augmenter les performances sportives. Ainsi, en janvier 2008, l'Afssaps (Agence française de sécurité sanitaire des produits de santé) a mis en garde sur les risques liés à la consommation d'un produit amaigrissant, le Venom Hyperdrive 3.0®. Les analyses montrent en effet qu'il contient de la sibutramine, un coupe-faim soumis à prescription médicale ; un nombre non négligeable d'individus qui se sont laissé séduire a souffert de tachycardie ou d'hypertension artérielle, source l'une et l'autre d'attaque cérébrale ou de problèmes cardiaques. Pour éviter de telles mésaventures, gardez-vous des produits en vente sur Internet, notamment lorsqu'ils sont constitués d'associations. Et ne prenez pas pour argent comptant les informations données par la boîte ou la notice. En 2008, la DGCCRF (Direction générale de la concurrence, de la consommation et de la répression des fraudes) a réalisé une enquête auprès de 500 entreprises : 12,5 % des produits testés comportaient des irrégularités d'étiquetage ou d'information.

La perte de chance : quand le rêve remplace l'efficacité

S'autoprescrire un complément alimentaire portant des allégations de traitement d'une maladie (ou toute autre « médecine alternative ») est un moyen de reprendre un certain contrôle sur sa maladie et de s'approprier son traitement. Ainsi, selon le type de cancer, jusqu'à 80 % des patients font appel à la médecine alternative ! Malgré les progrès de la médecine, certaines maladies chroniques, en particulier cancéreuses, restent mortelles. Et lorsqu'on peut les soigner, il y a souvent un prix à payer : perte de cheveux, inacceptable pour bien des femmes, impuissance dans le traitement du cancer de la prostate, etc. L'information due au patient mentionne les effets secondaires des traitements et cela peut entraîner un refus devant l'obstacle. Ainsi, M. X., un homme encore jeune souffrant d'un cancer de la prostate peut-il refuser l'opération chirurgicale, qui pourtant le sauverait, lorsqu'il apprend que celle-ci s'accompagne d'un risque non négligeable d'impuissance. Il tombe alors sur le catalogue de Nutrilife l'informant que ProstatExcell « ralentit la progression du cancer de la prostate ». En outre, ce produit miraculeux (qui contient de la poudre de tomate, de la vitamine E, du zinc et du sélénium) pourra lui apporter une certaine protection (*sic*) contre les troubles cardio-vasculaires. Et tout ça pour seulement 35 euros par mois ! Adieu les chimiothérapies qui font vomir et donnent la diarrhée, adieu cher chirurgien qui va me priver de certains plaisirs de la vie, et vive ProstatExcell ! Les 35 euros du dernier mois de ce « traitement » pourront payer l'annonce nécrologique dans le journal préféré de M. X. Seulement, ce complément alimentaire ne pourra en aucun cas remplacer les bénéfices du traitement. C'est cela la perte de chance.

N'ayons pas peur de le redire : certaines sociétés qui produisent et/ou diffusent ce type de produits se nourrissent de la misère humaine. À notre sens, elles agissent ainsi comme des criminels et devraient être poursuivies en justice.

La mère d'un des auteurs de cet ouvrage a souffert d'un cancer, un lymphome malin non hodgkinien, au début des années 1980. Lorsqu'il a ouvert le traité d'hématologie faisant référence à l'époque, son fils a appris que la moyenne de survie était de trois ans (ce qui veut dire que trois ans après le diagnostic, la moitié des patients sont morts). Il a beaucoup pleuré. Mais sa mère a été courageuse et a accepté rayons et chimiothérapie, traitements qui avaient démontré le plus d'efficacité contre son type de lymphome. Elle a perdu ses cheveux, elle a vomi, elle a eu la diarrhée, elle a eu une insupportable sécheresse de la bouche et une perte du goût, mais elle a tenu bon. Et plus de vingt-cinq ans après, elle est toujours là, plutôt en forme pour ses presque 75 ans. Il est heureux que, dans un moment de découragement, elle ne soit pas tombée sur le catalogue d'une société telle que Nutrilife. La médecine a accompli des progrès fantastiques depuis un siècle et demi. Non seulement elle soigne de mieux en mieux des maladies qui, il y a peu, étaient encore mortelles, mais elle a dû faire face à de nouveaux défis émergents (sida, Creutzfeldt-Jakob), sans compter les maladies liées au vieillissement de la population (maladie d'Alzheimer et autres désordres cognitifs).

Les médicaments sont de plus en plus efficaces, mais ils ont également souvent de plus en plus d'effets secondaires. C'est malheureusement le prix à payer. Ne cédons pas aux sirènes enchanteresses de la papaye fermentée ou de Prostat-Excell, ou de tout autre complément alimentaire dont l'efficacité n'a jamais été démontrée. Et si, pourquoi pas, de telles substances se révélaient efficaces et le démontraient à travers des critères scientifiquement fiables, alors ce serait des médicaments ! Nous n'en démordrons pas et, en harmonie avec les règlements français, nous soutenons l'interdiction des « allégations maladie » pour les compléments alimentaires.

Toujours à propos du traitement du cancer, l'association de compléments alimentaires à la chimiothérapie génère parfois des risques insidieux lorsqu'elle est réalisée en dehors de tout contrôle médical. À titre d'exemple, le sélénium peut diminuer l'efficacité des taxols dans le traitement du cancer du sein, tandis que la vitamine C risque d'augmenter la toxicité rénale du méthotrexate.

CHAPITRE 5

Soixante-cinq produits passés au crible

Le corps médical a une vision très limitée et tout à fait fausse : le manque de vitamine C est responsable du scorbut et s'il n'y a pas de scorbut, il n'y a pas de déficit en vitamine C. Le seul problème est que le scorbut n'est pas le premier symptôme d'un déficit, mais la manifestation prémortelle d'une maladie ; il existe un énorme fossé entre le scorbut et l'état de bonne santé.

Albert SZENT-GYÖRGYI
(discours lors de la remise de son prix Nobel).

Ce chapitre décrit les « principes actifs » contenus dans les compléments alimentaires que l'on peut trouver dans le commerce. Il ne prétend pas être exhaustif tant l'imagination humaine est sans limites. Plutôt que de vous en faire une liste complète indigeste, et nécessairement incomplète, nous avons sélectionné les produits les plus intéressants à connaître car répondant à l'un ou plusieurs des critères suivants :

– efficacité scientifiquement démontrée ;
– dangerosité manifeste (un produit peut être à la fois actif et dangereux) ;
– large diffusion, grand succès commercial ;
– concept intéressant.

Vous découvrirez l'intérêt, les limites et les dangers de chacun de ces produits. Vous pourrez ainsi les manier au mieux de votre intérêt, sans vous laisser abuser par les promesses de certains fabricants.

Les marques commerciales citées sont celles pour lesquelles les industriels concernés ont bien voulu répondre à nos questions et nous fournir les documents scientifiques supportant les allégations portées sur leurs produits. Sinon, nous nous sommes intéressés aux « principes actifs » (ou réputés tels) contenus dans les compléments alimentaires mis sur le marché plus qu'aux marques. Plusieurs raisons président à ce choix. D'abord, pour chaque « principe actif », il existe des dizaines, et souvent des centaines, de noms commerciaux mis sur le marché : l'exhaustivité est impossible. Ensuite, ces listes de marques auraient vite été obsolètes, car le marché évolue rapidement, notamment sur Internet. Enfin, de nombreux compléments alimentaires associent plusieurs « principes actifs » ; d'une année à l'autre, certaines marques modifient la composition de leur produit tout en gardant le même nom ou, à l'inverse, changent le nom en gardant la même formule ! Aussi, nous vous proposons une démarche plus active et plus efficace. Lorsque vous êtes tenté par un complément alimentaire, lisez sa composition sur son emballage et la notice. Reportez-vous ensuite à ce livre pour évaluer intérêts, limites et dangers du ou des « principes actifs » que contient ce complément alimentaire. Pour choisir la marque en toute sécurité, n'hésitez pas à consulter votre médecin ou votre pharmacien.

Enfin pour un même produit, sachez comparer les prix. D'une marque à l'autre, ils varient de façon importante, en fonction notamment des circuits de distribution.

Acides aminés à chaîne ramifiée (AACR)

Ce terme désigne trois acides aminés de structure très voisine : la leucine, l'isoleucine et la valine. Les acides aminés sont les constituants des protéines de l'organisme et de l'alimentation, en particulier des protéines animales.

La leucine (et elle seule : la valine et l'isoleucine n'ont pas d'effets, même si l'on en trouve dans de nombreux compléments alimentaires) stimule la synthèse protéique. Son administration chez la personne âgée pourrait permettre de diminuer la perte musculaire qui accompagne le vieillissement. D'autres études sont nécessaires pour confirmer ces résultats prometteurs.

Contrairement à ce que l'on pouvait espérer, les AACR n'ont pas d'intérêt dans le cadre de la performance des sportifs. Comme les AACR entrent en compétition avec le tryptophane pour l'entrée dans le cerveau, leur administration a été préconisée dans ce que les Anglo-Saxons appellent la *central fatigue* (syndrome de fatigue cérébrale). Les résultats des études publiées ne permettent pas de préconiser l'utilisation des AACR à cette fin. Il existe cependant de nombreux produits sur le marché. Citons : BCAA® (société Erfit). Ce produit (indépendamment d'une efficacité qui reste à prouver) nous semble trop riche en valine (l'excès de valine diminue le métabolisme de la leucine).

De façon générale, il n'existe actuellement aucune indication à la prise d'AACR chez le sujet sain, même âgé.

Ail

Ce symbole de la cuisine méditerranéenne constitue également la base de certains compléments alimentaires. Il est vrai que l'ail est considéré comme une plante médicinale depuis des siècles, comme, par exemple, dans la médecine traditionnelle indienne (ayurvéda) ; il est alors parfois présenté sous son nom latin (*Allium sativum*) ou anglais (*garlic*), ce qui fait plus chic.

En France, l'ail et ses extraits figurent sur la liste des trente-quatre plantes médicinales en vente libre par dérogation (les autres sont du domaine réservé du pharmacien et de l'herboriste).

C'est une plante bulbeuse à odeur forte et saveur piquante ; elle fait partie des plantes alliacées, comme également la ciboulette, l'échalote, l'oignon ou le poireau. Leurs propriétés sont liées à la présence de composés soufrés particuliers : l'allicine, l'alliine, la 5-allylcystéine et la 5-allylmercaptocystéine.

Vertus supposées ou réelle efficacité ?

Parmi les plantes alliacées, l'ail est la plus riche en composés soufrés, notamment en allicine, qui seraient en grande partie responsables de ses propriétés bénéfiques. L'ail a la réputation de soigner tout ou à peu près tout. De fait, c'est un antioxydant puissant.

- *Propriétés anti-infectieuses*

L'ail permettrait de lutter efficacement contre les virus, les bactéries et les champignons. C'est tout du moins ce qu'évoquent des expériences dites *in vitro*, c'est-à-dire faites en laboratoire sur culture des cellules. Les choses sont moins certaines concernant le corps entier, expériences dites *in vivo* qui reflètent ce qui se passe dans l'organisme entier. Des résultats encourageants montrent néanmoins l'efficacité de l'ail en utilisation externe, tel un onguent, pour traiter certaines infections de la peau.

• *Propriétés anticancéreuses*

L'effet anticancéreux de l'ail a été évoqué sur la base de diverses études *in vitro* :

– présence d'antioxydants, luttant contre la dégénérescence cellulaire ;
– renforcement de l'ADN, donc de nos gènes, vis-à-vis des molécules carcinogènes ;
– inhibition de la formation des nitrosamines, eux-mêmes puissants carcinogènes ;
– stimulation des enzymes de détoxification comme la glutathion-S-transférase.

Pour confirmer un effet de l'ail sur l'organisme, il convient d'avoir recours à l'épidémiologie ; celle-ci compare, à l'échelle d'une population de plusieurs milliers de personnes, l'espérance de vie et/ou la survenue de cancers entre les petits et les grands mangeurs d'ail. Toutes les études ne donnent pas le même résultat. Certaines retrouvent bien une réduction du risque de cancer de la peau, de la vésicule biliaire, de l'estomac et du côlon ; pour ces deux dernières localisations, la réduction du risque atteindrait même 30 à 40 %. Cependant, d'autres études, portant sur un plus grand nombre de sujets, et donc *a priori* plus fiables, ne mettent en évidence aucun effet protecteur.

• *Protection cardio-vasculaire*

Les extraits d'ail sont supposés diminuer le cholestérol sanguin. Cet effet est probable mais modeste et limité dans le temps. En aucun cas, il ne peut remplacer le traitement médicamenteux de référence (les statines) comme l'a bien montré une étude chez des patients obèses à risque d'accident cardiovasculaire. Il existe par ailleurs des arguments issus de l'expérimentation animale en faveur d'un rôle protecteur direct vis-à-vis de l'athérosclérose ; cet effet passe par une diminution de l'oxydation des LDL, le mauvais cholestérol : celui-ci serait alors moins toxique pour les artères. Malheureusement, les études chez l'homme sont décevantes.

L'effet contre l'hypertension artérielle est celui le plus souvent attribué à l'ail. Cependant, sur vingt-trois études cliniques de bonne qualité, seulement trois conduisent à un résultat positif et celui-ci est modeste. Enfin, l'ail pourrait influer sur le métabolisme des sucres et contre le diabète. Il diminuerait le taux de glucose dans le sang à la fois en augmentant la sécrétion de l'insuline et en accroissant l'utilisation des sucres par les muscles. Là encore, de nombreuses études sur l'animal supportent ce concept, mais aucune étude chez l'homme qui soit bien faite ne donne des résultats probants.

Pourtant, certains chercheurs pensent que l'ail joue un rôle dans l'effet protecteur du régime méditerranéen sur le cœur et les artères. Ce rôle passerait essentiellement par un effet anticoagulant, en luttant contre la formation de caillots et la thrombose dans les artères.

Mode d'emploi et précautions d'usage

L'ail a des effets biologiques intéressants dans le corps, mais les propriétés préventives effectives ne sont pas encore réellement démontrées : en cas d'hypercholestérolémie ou d'athérosclérose, il ne remplace pas les traitements classiques.

L'ail frais contient dix fois plus d'allicine (molécule active caractéristique de l'ail) que certains extraits présents dans les compléments alimentaires. L'odeur caractéristique de l'ail est liée à sa part active : les extraits inodores sont moins efficaces. En revanche, l'ail séché préserve son potentiel.

Pour espérer une efficacité, il convient de consommer quotidiennement des compléments apportant 400-1 000 mg d'extrait sec, ce qui correspond à une ou deux gousses d'ail.

Outre une odeur désagréable de l'haleine et de la peau, l'ail entraîne parfois douleurs abdominales, ballonnements et gaz, ou encore réactions allergiques touchant le nez ou la peau. Mais le principal risque concerne la survenue de saignements, voire d'hémorragies, parmi les personnes traitées par anticoagulants : chez celles-ci, les extraits d'ail sont contre-indiqués.

Un produit : Arkogélules Ail® (Arkopharma). Le fabricant préconise de prendre une gélule trois fois par jour au moment des repas.

Algues

Plus de 9 millions de tonnes d'algues sont transformées annuellement dans le monde, pour les trois quarts par la Chine, la Corée et le Japon. L'algue est en effet présente, depuis des millénaires, dans l'alimentation des habitants du Sud-Est asiatique. En Occident, les algues sont utilisées depuis les années 1960 pour leurs propriétés technologiques (algar, alginate…) et, plus récemment, pour leurs propriétés nutritionnelles.

Quatorze algues alimentaires sont autorisées à la vente sur le territoire français :

1. *Ascophyllum nodosum*.
2. *Chondrus crispus* (pioca, lichen).
3. *Enteromorpha sp*. (aonori).
4. *Fucus vesiculosus*.
5. *Gracilaria verrucosa* (ogonori).
6. *Himantalia elongata* (spaghetti de mer, haricot de mer).
7. *Laminaria digitata* (kombu).

8. *Laminaria saccharina* (kombu royal).
9. *Lithothamne* (algue calcaire).
10. *Palmaria palmata* (dulse).
11. *Porphyra umbilicalis* (nori).
12. *Spirulina sp.* (spiruline).
13. *Ulva sp.* (laitue de mer).
14. *Undaria pinnatifida* (wakamé).

Les algues sont particulièrement riches en :

– *minéraux* : jusqu'à 36 % de la masse sèche (c'est-à-dire le poids une fois l'eau éliminée). On trouve surtout des éléments comme le sodium, calcium, magnésium, iode, zinc, sélénium, molybdène et bien d'autres ;
– *protéines* : jusqu'à 40 % dans les algues rouges (dulse, nori, lichen) et surtout 70 % dans la spiruline, avec une bonne digestibilité ;
– *fibres* : en particulier en fibres solubles ; jusqu'à 87 % chez les algues brunes (haricot de mer, wakamé, kombu) ;
– *vitamines* : elles sont toutes représentées, mais de façon très variable, qualitativement et quantitativement, d'une algue à l'autre.

Les algues sont pauvres en lipides, mais peuvent être riches en acides gras poly-insaturés.

Elles semblent donc être intéressantes par leur richesse nutritionnelle. Cependant, personne n'a démontré, à ce jour, un intérêt particulier à consommer ces algues. Rappelons qu'une alimentation variée et équilibrée apportera suffisamment de ces mêmes nutriments. Il n'est pas dangereux d'en prendre à partir du moment où l'on se cantonne aux algues autorisées à la vente (voir liste page 121). Mais celles-ci ont la fâcheuse tendance à concentrer des minéraux plus ou moins toxiques : arsenic, cadmium, mercure, plomb, étain. En ces temps de pollution, la prudence est donc de mise, même si la réglementation fixe des seuils maximum de polluants minéraux, toxiques et microbiologiques. Un sondage réalisé à Paris, Rennes et Marseille, en 2001, montre d'ailleurs que, dans l'esprit du public, les algues sont assez fortement associées à l'idée de pollution.

⚠ Antioxydants

Nous avons besoin de respirer de l'oxygène pour vivre et nos cellules ont besoin d'oxygène pour leur fonctionnement. Mais paradoxalement, au contact de l'oxygène, toute cellule vivante s'altère progressivement en raison de processus dénommés « oxydation », avec formation de composés néfastes : les « radicaux libres ». Au niveau du corps humain, l'oxydation accélère le vieillissement de l'organisme dans son ensemble et du cerveau en particulier ; de plus, elle favorise le développement de certaines maladies comme le cancer ou les maladies cardio-vasculaires. La nourriture joue un rôle préventif par la présence de substances antioxydantes (elles luttent contre l'oxydation), notamment les vitamines C et E ainsi que les polyphénols et les caroténoïdes ; les fruits et les légumes en sont particulièrement riches.

Vertus supposées ou réelle efficacité ?

De multiples études montrent qu'une alimentation riche en fruits et légumes tempère les processus d'oxydation dans l'organisme, réduit le niveau des radicaux libres et, parallèlement, diminue le risque de maladies cardio-vasculaires et de cancer.

À partir de ces observations, les chercheurs ont espéré que ces mêmes antioxydants auraient un effet protecteur encore plus marqué à très forte dose. Dans ce but, ils ont confectionné des compléments alimentaires apportant dix à cent fois plus de vitamines que ce que l'on trouve dans les aliments, puis ont étudié les effets de leur prise quotidienne chez des milliers de volontaires. Malheureusement, les résultats furent contraires à ceux espérés : à forte dose, la vitamine C, le bêta-carotène (un caroténoïde) ou la vitamine E augmentent les risques de cancer et de maladies cardio-vasculaires ou, au mieux, ils n'ont aucun effet.

Ainsi, les vitamines apportées par les fruits et les légumes protègent la santé, alors même que les fortes doses de ces mêmes vitamines réduisent l'espérance de vie. Curieux, non ! On comprend mieux à présent ce paradoxe :

- Dans les aliments, les diverses vitamines sont réparties en des proportions équilibrées, et cet équilibre est important pour assurer leurs effets bénéfiques. En donnant une seule ou deux vitamines à forte dose, on perturbe l'harmonie qui régnait entre elles.
- Les fruits et légumes sont riches en d'autres nutriments protecteurs comme le potassium, les fibres ou les polyphénols (voir page 179). Ce n'est pas le cas des comprimés de polyvitamines.
- Chaque vitamine antioxydante a une action biphasique : à dose modérée, elle protège de l'oxydation ; à forte dose, elle accélère au contraire le processus d'oxydation.

Mode d'emploi et précautions d'usage

Concernant les antioxydants, plusieurs précautions sont à prendre pour en avoir les bénéfices sans pâtir des effets néfastes.

Précaution 1. Mangez des fruits et des légumes ! C'est effectivement la meilleure façon d'enrichir son corps en antioxydants.

Précaution 2. Si pour une raison ou une autre vous mangez peu de fruits et légumes, prenez des comprimés multivitaminés vous apportant entre 50 et 100 % des apports journaliers recommandés (AJR) pour chaque vitamine. Avec ces doses

« nutritionnelles » et non « pharmacologiques », vous éviterez ainsi les excès néfastes, et ne remettrez pas en cause l'équilibre entre les vitamines dans votre corps. Ces comprimés peuvent également vous être utiles si vous suivez un régime amaigrissant, si vous mangez de façon très monotone ou si vous excluez certaines familles d'aliments.

Précaution 3. Évitez les compléments alimentaires mégadosés en vitamines, tels ceux que l'on trouve aux États-Unis ou sur Internet : ils sont dangereux.

Précaution 4. Sauf prescription médicale, évitez les comprimés riches en une seule vitamine ; ils sont souvent trop dosés. Ainsi, par exemple, la vitamine C à forte dose risque d'avoir un effet pro-oxydant, dangereux pour le cœur et la santé : or certains comprimés apportent 1 000 mg, soit plus de dix fois les besoins quotidiens.

Il existe tellement de mélanges d'antioxydants sur le marché, de composition très variable, que nous renonçons à vous suggérer d'utiliser (ou non) l'un plutôt qu'un autre.

Argan

Son nom savant est *Argania spinosum L.* C'est le fruit de l'arganier, arbre poussant au Maroc. L'huile d'argan est obtenue à partir de son amande. Il s'agit d'un aliment traditionnel de la population sud-marocaine.

L'argan fait diminuer le cholestérol et a des propriétés antioxydantes, probablement en rapport avec sa teneur élevée en polyphénols et en vitamine E. Cependant, les preuves de son efficacité restent limitées et, à ce jour, elle ne paraît pas plus bénéfique que l'huile d'olive ou de colza. Sa consommation est apparemment sans danger.

Arginine

L'arginine est un acide aminé que l'on trouve dans toutes les protéines, mais un peu plus dans celles d'origine végétale. Elle est particulièrement concentrée dans les protéines du soja. L'arginine augmente la production d'hormone de croissance. Pour cette raison, cet acide aminé est très prisé des body-builders et des sportifs. Cette propriété n'est pas usurpée lorsqu'elle est injectée. Par ailleurs, l'arginine est le précurseur de la créatine (voir page 141), importante pour le métabolisme énergétique musculaire. Cependant, lorsqu'elle est avalée, l'action de l'arginine sur l'hormone de croissance est très discrète, et il faut en prendre beaucoup (environ 20 g) pour avoir un effet, au point que, dans ce cas, l'arginine donne la diarrhée. Vous risquez donc d'être déçu si vous en prenez pour une compétition, ce d'autant que la plupart des études cliniques disponibles ne montrent pas de bénéfice à la prise d'arginine sur la fonction musculaire.

L'arginine fournit le monoxyde d'azote (que l'on appelle improprement oxyde nitrique) qui joue un rôle clé dans les débits sanguins. On lui prête donc des propriétés bénéfiques sur l'érection. Enfin, elle favorise la cicatrisation et participe à l'état immunitaire.

En France, toutes les formulations contenant de l'arginine sont classées comme étant des médicaments. Il n'est donc théoriquement pas possible d'en trouver sous forme de complément alimentaire. En Amérique du Nord, on en trouve facilement, y compris sous forme de barres chocolatées. Chez l'homme sain (y compris le sportif), l'arginine n'a pas fait la preuve d'une quelconque efficacité, hormis peut-être sur la cicatrisation du sujet âgé.

Bourrache (huile de) et acide gamma-linolénique

Qu'il soit issu de l'huile de bourrache ou de l'*evening primrose oil*, l'acide gamma-linolénique (AGL) est un acide gras de la famille oméga-6. Les capsules d'AGL sont proposées pour soulager les tensions douloureuses des seins, les troubles de la ménopause ainsi que le syndrome prémenstruel, ces quelques jours précédant les règles et difficiles à vivre pour de nombreuses femmes.

Lorsqu'on analyse les études ayant comparé l'AGL à un placebo, on ne retrouve pas l'efficacité revendiquée vis-à-vis de ces divers maux féminins. Il en va de même avec l'eczéma, pour lequel l'AGL a également été proposé.

L'huile de bourrache revendique également des effets bénéfiques quant au vieillissement de la peau ou de la résistance au stress. Là également, on attend des démonstrations convaincantes. Certes, les acides gras de la famille oméga-6 sont importants pour l'équilibre nerveux et la qualité de la peau, mais toutes les huiles de cuisson ou d'assaisonnement en contiennent, et une alimentation équilibrée en apporte suffisamment. Il n'y a donc aucune raison de recourir à ce complément alimentaire, les compléments à base d'huile de bourrache ne changeront pas grand-chose à la qualité de votre peau.

Caféine

Elle est réputée brûler et mobiliser les graisses. Aussi, la caféine intéresse à la fois les personnes fortes (pour maigrir) et les sportifs (pour booster leurs performances). Les premières seront déçues (rien n'est démontré scientifiquement), les seconds courront peut-être plus vite, mais attention au risque de dopage (voir « Guarana » page 160).

La prise répétée de caféine à haute dose est dangereuse, notamment pour le cœur et le système nerveux.

♡ Calcium

Le lait et ses dérivés (fromages, yaourts) constituent la principale source de calcium. Certaines eaux minérales, les légumes à feuilles vertes et les fruits secs en contiennent également. Il est maintenant établi qu'un apport adéquat en calcium, en combinaison avec la vitamine D, réduit le risque de fracture, en particulier du fémur.

Vertus supposées ou réelle efficacité ?

Lorsqu'on consomme peu ou pas de produits laitiers (le Programme national Nutrition-Santé en recommande trois par jour), une supplémentation calcique s'avère intéressante pour renforcer l'os. C'est notamment le cas si vous présentez des facteurs de risque d'ostéoporose : antécédents d'ostéoporose ou de fracture dans la famille, régime amaigrissant à répétition, sédentarité, faible exposition au soleil, etc.

La supplémentation calcique, à une dose de l'ordre de 500 mg par jour, est particulièrement efficace chez la femme au moment de l'adolescence (pour augmenter la densité osseuse) et de la ménopause (pour réduire la perte de substance osseuse). On l'associe le plus souvent à de la vitamine D (voir page 204).

Par ailleurs, un statut calcique adéquat pourrait limiter (de façon modérée) la survenue de polypes adénomateux colorectaux, mais de là à dire que le calcium protège du cancer colorectal, il y a encore un océan à franchir. À l'inverse, des apports élevés en calcium pourraient augmenter le risque de cancer de la prostate. En effet, l'organisme fabrique alors moins de vitamine D ; or, cette vitamine a des effets antitumoraux (voir page 204). Si vous prenez un complément alimentaire en calcium, pensez également à consommer des aliments et/ou des compléments alimentaires riches en vitamine D (voir page 204).

La supplémentation en calcium, à forte dose (1 g/jour), pourrait être efficace dans les règles douloureuses.

Mode d'emploi et précautions d'usage

Avant de prendre régulièrement du calcium sous la forme d'un complément alimentaire, parlez-en à votre médecin. En effet, dans quelques rares cas, le calcium risque de générer des calculs rénaux.

Canneberge

On utilise le jus dans le cadre de ce qui est appelé un « remède traditionnel ».

L'Afssa a accordé l'allégation « contribue à diminuer la fixation de certaines bactéries *E. coli* sur les parois des voies urinaires », sur la base de deux études cliniques positives. Par ailleurs, le mécanisme de cette action a fait l'objet de travaux expérimentaux sérieux. Dossier à suivre.

Un produit : Arkogélules Cranberryne® (Arkopharma).

Carnitine

La carnitine est une molécule naturellement présente dans l'organisme, et ce à partir de deux sources : l'une endogène, c'est-à-dire fabriquée par notre propre organisme, l'autre exogène, provenant de l'*alimentation*, essentiellement des aliments d'origine animale, tels la viande, le poisson ou le lait.

Cette double origine n'a pas empêché la promotion de compléments alimentaires à base de carnitine auprès des sportifs ou des personnes désirant perdre du poids.

La carnitine étant essentiellement présente dans les aliments d'origine animale, il n'est pas étonnant que les apports d'une personne omnivore (20-200 mg/jour) soient largement supérieurs à ceux d'un végétalien strict (1 mg/jour).

Vertus supposées ou réelle efficacité ?

La carnitine est une molécule aminée présente essentiellement au niveau des muscles. Dans chaque cellule, et notamment les cellules musculaires, elle est localisée au niveau de la membrane des mitochondries où elle permet le passage des acides gras. Cette étape est donc un prérequis à la production d'énergie par la cellule musculaire à partir des graisses de l'organisme. D'où les nombreux travaux scientifiques sur l'intérêt de la supplémentation en carnitine sur la performance athlétique, en particulier dans l'exercice prolongé dans le but de retarder l'apparition de la fatigue. Accessoirement (ou pas…, tout du moins sur un plan financier, puisque ce postulat est à la base d'un marché de plusieurs millions d'euros), cette augmentation de l'utilisation des lipides est considérée comme pouvant promouvoir une perte de poids.

Malheureusement pour ses utilisateurs, les études disponibles à ce jour ne montrent pas que l'administration de carnitine puisse améliorer la performance physique ou retarder l'apparition de la fatigue. De même, la carnitine n'accélère pas la perte de poids lorsque l'on suit un régime. Cela n'empêche pas la carnitine de rester un ingrédient rentable… pour certains fabricants de compléments alimentaires.

Enfin, on a évoqué également le rôle de la carnitine dans la prévention de la maladie d'Alzheimer et des maladies cardiovasculaires : nouvelle déception, puisque les essais scientifiques sérieux ne retrouvent pas d'amélioration liée à la prise de carnitine.

Lorsqu'on sait que les aliments d'origine animale (viande, poisson, œufs, produits laitiers) sont riches en carnitine (apport alimentaire de 20 à 200 mg par jour en moyenne), on comprend que l'on n'ait pas besoin de prendre en plus des compléments alimentaires. Mais même chez les végétariens stricts dont les apports alimentaires sont nettement plus bas (seulement 1 mg par jour), la fabrication de carnitine par l'organisme est suffisante pour couvrir nos besoins.

Cependant, la carnitine s'avère utile dans certaines situations qui, toutes, nécessitent un contrôle médical :

– prématurés et nourrissons nourris principalement aux formules à base de soja ;
– certaines maladies génétiques touchant les mitochondries ou le métabolisme des graisses ;
– prise de certains antibiotiques et/ou de médications anticonvulsivantes.

Parlez-en à votre médecin, car la carnitine s'apparente alors plus à un médicament qu'à un complément alimentaire.

Mode d'emploi et précautions d'usage

Si, malgré nos réserves sur son efficacité, vous êtes tenté de prendre de la carnitine, trois conseils :

1. Il existe deux formes de carnitine, la L et la D. Choisissez un supplément ne contenant que de la L-carnitine, et fuyez la D-carnitine. La première forme est la forme naturelle, tandis que la seconde gêne l'utilisation normale de la première.
2. Ne dépassez pas 6 g par jour.
3. Entre 3 et 6 g par jour, la carnitine ne paraît pas toxique, mais elle peut générer des effets secondaires gênants, en particulier une diarrhée, et donner à votre corps une odeur proche de celle du poisson ! Il sera alors plus sage d'arrêter la supplémentation, ou au moins d'en réduire les doses.

Un produit : Carnitine 500 mg® (Leaderpharma). Le fabricant préconise de prendre une gélule le matin à jeun ou deux gélules avant un effort physique.

Carotène (ou bêta-carotène)

C'est un antioxydant (voir page 123) présenté seul ou en association avec d'autres vitamines dans la plupart des cocktails vitaminés.

Alors que le bêta-carotène des aliments est bénéfique, celui des compléments alimentaires fortement dosés (supérieur à 100 % des apports journaliers recommandés, AJR) est, au mieux, sans efficacité (sauf peut-être dans la prévention du cancer du sein), au pire dangereux, en particulier chez le fumeur où sa consommation est associée à une surmortalité, en particulier par cancer du poumon. Il est cruel qu'il en soit ainsi, car cette thérapeutique antioxydante avait été particulièrement préconisée dans cette population sujette au stress oxydant.

Un produit : Oemine A® (DRC Santé) en capsules à 2,4 mg.

Caroténoïdes

Ce sont des pigments, allant de l'orange au rouge (d'où leur nom). Cette famille comprend une quinzaine de molécules connues, comme par exemple le lycopène particulièrement présent dans la tomate. Il en existe certainement beaucoup d'autres que nous ne savons pas actuellement identifier et doser car présentes en très très faible quantité dans les aliments. Ceci correspond à la notion de *missing nutrient*. En d'autres termes, parce que nous n'avons pas encore identifié tous les actifs de la tomate, il est préférable de consommer celle-ci plutôt que du lycopène pur.

Les caroténoïdes sont apportés par de nombreux fruits et les légumes mais en qualité et en quantité très variables.

Les caroténoïdes les plus importants sont l'alpha- et le bêta-carotène, le lycopène, la lutéine et la zéaxanthine. Certains (dont le bêta-carotène) sont capables de se transformer en vitamine A dans l'organisme.

Les intérêts respectifs du lycopène et du bêta-carotène sont discutés dans les paragraphes à leur nom (page 164 et 132).

Plusieurs études indiquent que la lutéine pourrait ralentir la dégénérescence maculaire de la rétine et réduire ainsi certaines altérations de la vision liées à l'âge. On la trouve souvent associée à des antioxydants, des vitamines et des minéraux. Toujours ces cocktails « anti-âge » dont la rationalité de la composition laisse perplexe. Autant manger des épinards ou des brocolis, très riches en lutéine.

Catéchines

Ces substances sont particulièrement présentes dans le thé vert (mais absentes du thé noir). Elles ont un effet positif sur la fonction barrière de la peau. Les autres bénéfices liés à la prise du thé vert sont détaillés plus loin (voir « Thé » page 193).

Chitosan

Il s'agit d'une molécule de structure complexe qui s'apparente aux sucres. On l'obtient à partir de la chitine, constituant de la carapace des crustacés, en particulier du crabe et de la crevette. La publicité le présente comme une nouveauté révolutionnaire pour maigrir, alors même que le chitosan est connu, et vendu, depuis plus de trente ans.

Vertus supposées ou réelle efficacité ?

On lui attribue de nombreuses actions, mais il est surtout utilisé dans la perte de poids.

Son mécanisme d'action est assez simple : lors de sa dissolution dans l'estomac, le chitosan forme un gel qui capture ensuite les graisses dans l'intestin. C'est ainsi qu'il inhibe l'absorption intestinale des lipides, ce qui permettrait de maigrir tout en mangeant ce que l'on veut.

Les allégations proviennent essentiellement d'études effectuées en laboratoire, dans des éprouvettes. Par ailleurs, les études réalisées chez l'animal vivant montrent effectivement que le chitosan réduit l'assimilation des graisses, mais uniquement dans certaines espèces. Chez l'homme, les résultats sont décevants : le chitosan à forte dose (4-5 g par jour) ne fait perdre que 1,1 g par jour de graisse dans les selles, soit dix calories ; à ce rythme, on ne peut espérer perdre un kilo qu'au bout de… soixante jours de prise de chitosan ! De fait, lorsqu'on le compare à un placebo, le chitosan s'avère inefficace pour maigrir, même au bout de vingt-quatre semaines.

Le chitosan a été associé à un extrait de *Garcinia cambogia* et du chrome dans une étude chez des obèses. Cette combinaison d'actifs réduit le poids des obèses de 12 %, *versus* 4 % pour le groupe ayant reçu un placebo, mais l'étude est loin d'être convaincante sur un plan méthodologique ; n'en espérez pas un miracle !

Un point positif apparaît à travers ces études par ailleurs décevantes sur le poids : le chitosan baisse le cholestérol LDL, le « mauvais » cholestérol, mais cette baisse est très modeste, et sans doute transitoire.

Mode d'emploi et précautions d'usage

Attention : pris à haute dose et de façon prolongée, le chitosan risque de diminuer l'absorption du calcium, du magnésium, du sélénium et surtout des vitamines A, D, E et K. Il peut également entraîner des ballonnements et des allergies (attention notamment pour les personnes allergiques aux fruits de mer).

Il existe plusieurs produits dans le commerce, mais assez faiblement dosés, de sorte qu'il faudrait prendre 8 à 15 gélules par jour pour atteindre les doses utilisées dans les essais cliniques ! Comme ceux-ci ne donnent pas des résultats impressionnants et considérant les risques associés à la prise à long terme, la consommation de chitosan ne mérite vraiment pas d'être encouragée. Le CSHPF (Conseil supérieur de l'hygiène publique de France) avait d'ailleurs rendu un avis négatif, en 1998, pour absence de preuve d'efficacité.

Chrome

Le chrome est un oligoélément impliqué dans le métabolisme du glucose. Il est indispensable à la santé, mais sa carence est rarissime. On le trouve en effet dans de nombreux aliments, notamment dans les viandes. Il est également présent dans divers compléments alimentaires destinés aux diabétiques et aux personnes désireuses de maigrir.

Vertus supposées ou réelle efficacité ?

Certaines maladies digestives graves entraînent un déficit en chrome, suivi de troubles de la glycémie proches de ceux survenant au début du diabète. Ces perturbations sont corrigées par la prescription de chrome, grâce à l'action de ce dernier sur l'insuline. Cette hormone étant impliquée dans le diabète et l'obésité, on a espéré que le chrome puisse améliorer l'équilibre des diabétiques et favoriser la perte de poids.

Ces espoirs n'ont pas été corroborés par la recherche sur l'homme : lorsque l'on prend en compte la quinzaine d'études fiables sur le sujet, on ne retrouve pas que le chrome ait un effet préventif ou curatif probant.

Mode d'emploi et précautions d'usage

Nos besoins journaliers en chrome (25 µg) sont largement couverts par une alimentation classique qui en apporte environ quatre fois plus. Les compléments alimentaires à base de chrome, sous forme de gélule ou de capsule, en apportent généralement 600 µg par jour. On trouve également du chrome dans certains cocktails de multivitamines associés à des minéraux, ou encore dans certains complexes associant diverses molécules censées faciliter la perte de poids.

Si vous en prenez, vérifiez bien qu'il ne s'agisse pas de picolinate de chrome (ou chromium picolinate). Cette forme est trop vite assimilée et pénètre trop brutalement dans nos cellules. De ce fait, elle risque de nuire à notre ADN (donc à nos gènes) ainsi qu'à certains organes, notamment les seins et les reins.

Citrulline

Cet acide aminé est pratiquement exclusivement apporté dans l'alimentation par la pastèque.

C'est un antioxydant puissant et un stimulant de la masse musculaire. Par sa conversion en arginine, on lui prête des vertus sur l'hypertension et les performances sexuelles, lesquelles restent à démontrer.

On la trouve au Japon sous forme de chewing-gum et dans la composition de certaines boissons énergisantes.

La citrulline intéresse également beaucoup les producteurs américains de pastèque qui voient là l'opportunité d'écouler, sous forme de jus ou de concentré, la partie (de 15 à 25 %) de leur production impropre à la commercialisation (calibre insuffisant). En plus, la pastèque est riche en lycopène, vitamine C et bêta-carotène.

Enfin, notons que la citrulline est parfaitement atoxique. Il est encore trop tôt pour recommander son utilisation, mais il s'agit d'un dossier à suivre de près.

CLA (ou acide linoléique conjugué)

Les acides gras poly-insaturés, ou AGPI, sont des nutriments indispensables à notre santé. On les appelle poly-insaturés parce qu'à plusieurs endroits au sein de la molécule, il existe une double liaison. Celle-ci peut être dans une position particulière, la molécule étant alors un CLA (pour *conjugated linoleic acid*). Le principal est l'acide ruménique, appelé ainsi parce qu'on le trouve dans le rumen (ou panse) de la vache.

Les CLA sont présents en petite quantité dans les aliments, la principale source étant le beurre, le fromage, le lait et la crème, les produits laitiers sauf s'ils sont à 0 % de matières grasses. Les CLA peuvent être également produits industriellement, à partir de l'acide linoléique contenu dans les huiles de tournesol ou de carthame. Les apports quotidiens s'élèvent en moyenne à 150 mg par jour, dont les deux tiers proviennent des graisses laitières.

Différents travaux scientifiques effectués sur animal de laboratoire ou sur culture de cellules suggèrent que les CLA ont la capacité de moduler les fonctions immunitaires. Chez l'homme, les CLA pourraient améliorer la protection vaccinale contre l'hépatite B et avoir un effet antiallergique.

Le mécanisme d'action des CLA commence à être compris : ils diminuent la production de molécules impliquées dans l'inflammation, que l'on appelle eicosanoïdes, prostaglandines et cytokines. On en avait déduit l'idée qu'ils seraient efficaces pour améliorer certaines maladies inflammatoires, notamment articulaires. On avait également montré chez certains animaux de laboratoire un effet protecteur, voire curatif, sur divers cancers, l'obésité et les maladies cardio-vasculaires. En revanche, chez l'homme, les études ont déçu : aucune démonstration d'action n'a été scientifiquement convaincante.

Les compléments alimentaires à base de CLA proposés pour améliorer l'efficacité des régimes minceur avec l'allégation « brûleurs de graisse », ce qui ne veut rien dire. En fait, on espérait, à partir d'études sur des cultures de cellules, qu'ils puissent à la fois inhiber le stockage des graisses et favoriser leur utilisation. Quatre essais cliniques ont été réalisés chez des sujets en surpoids. Trois d'entre eux ne trouvent pas d'effet des CLA sur le poids.

Mode d'emploi et précautions d'usage

Nous vous déconseillons donc les compléments alimentaires à base de CLA, ce d'autant que leur structure diffère du CLA naturel, l'acide ruménique qu'apportent les produits laitiers. Autant ce dernier a, peut-être, quelques effets bénéfiques sur la santé, autant le mélange de CLA présent dans les compléments alimentaires, notamment ceux vendus sur Internet, comporte des risques pour la santé : stockage de graisse dans le foie avec un risque de cirrhose (démontré chez l'animal) et, chez l'homme : perturbations de la sécrétion d'insuline se rapprochant de celles observées dans le prédiabète, et stress oxydatif globalement délétère pour l'organisme. Il n'est pas étonnant que l'Afssa ait rendu un avis défavorable en 2005.

Notre recommandation : ne pas consommer de CLA et fuir les publicités sur Internet.

Coenzyme Q (ou ubiquinone)

Le coenzyme Q est synthétisé par la plupart des tissus humains ; de plus, comme l'évoque son appellation « ubiquinone », il est présent dans la plupart des aliments : surtout viande, poisson et noix, mais aussi fruits, légumes, œufs et produits laitiers.

L'ubiquinone a trois actions principales, et ce dans la plupart de nos cellules :

– rôle dans la production d'énergie ;
– activité antioxydante dans presque toutes les membranes des cellules ;
– digestion des déchets cellulaires.

Vertus supposées ou réelle efficacité ?

Le coenzyme Q est proposé dans divers compléments alimentaires avec les allégations suivantes :

• Ralentissement du déclin lié à l'âge, sous prétexte que les taux d'ubiquinone baissent avec l'âge et qu'une supplémentation permet de les remonter. Mais ni l'expérimentation animale ni les études chez l'homme n'ont démontré un quelconque effet sur le vieillissement.

• Amélioration des performances sportives, sous prétexte de son rôle dans la production d'énergie. Les résultats en pratique sont décevants.

• Prévention des maladies cardio-vasculaires au vu de son rôle antioxydant. Les études scientifiques récentes ne retrouvent globalement aucun effet en termes de prévention ; en revanche, d'après certains travaux scientifiques, le coenzyme Q pourrait avoir un intérêt dans le traitement immédiat de l'infarctus du myocarde ; mais il s'agit d'un cas particulier, avec de fortes doses et sous surveillance hospitalière stricte, ce qui n'a plus rien à voir avec le concept des compléments alimentaires.

• Ralentissement de l'évolution de la maladie de Parkinson, par son action énergétique et antioxydante sur certains centres cérébraux. Rien de formellement démontré.

Mode d'emploi et précautions d'usage

Le coenzyme Q ne paraît pas toxique aux doses utilisées dans les compléments alimentaires (15-60 mg par jour).

Attention cependant si vous prenez des anticoagulants, car ils interfèrent avec certains d'entre eux : parlez-en à votre médecin.

Un produit : CO Q10® (Leaderpharma), dosé à 30, 100 et 200 mg. Le produit à 200 mg nous paraît nettement surdosé.

Courge

L'huile obtenue à partir de ses pépins contiendrait des phytostérols. Les Laboratoires Vitarmonyl en font un produit pour le « confort urinaire masculin » pour éviter les inconforts liés au grossissement de la prostate après 50 ans (envies d'uriner fréquentes et impérieuses). La notice dit que les pépins de courge sont traditionnellement utilisés par les Indiens d'Amérique et qu'ils contiennent des phytostérols, hormones végétales dont la structure est proche de celles des androgènes. Euh… Est-ce que par hasard les Laboratoires Vitarmonyl ne confondraient pas phytostérols et phyto-œstrogènes ? Quoi qu'il en soit, à éviter.

Créatine

La créatine est naturellement présente dans les muscles où elle participe à la régénération d'une molécule énergétique, l'ATP. L'ATP joue un rôle essentiel lors d'une activité physique intense et brève, comme le sprint, le saut en hauteur ou encore les accélérations au football ou au tennis. D'où le succès de la créatine auprès des sportifs.

Vertus supposées ou réelle efficacité ?

Notre corps fabrique suffisamment de créatine pour en maintenir une concentration musculaire adéquate et efficace. De plus, l'alimentation nous en apporte quotidiennement environ 2 g, sauf chez les végétariens (car la créatine est surtout présente dans la viande et le poisson). Dans ces conditions, les compléments alimentaires sont-ils utiles ?

Plusieurs études initiales ont donné de l'espoir aux chantres de la créatine… et aux sportifs. D'abord prendre quotidiennement 2 à 5 g de créatine augmente sa concentration dans le muscle. Ensuite, en laboratoire et sur un petit nombre de sujets, la supplémentation en créatine élève effectivement la puissance musculaire, mais de façon modérée et à très court terme.

Malheureusement, lorsqu'on l'étudie en « réel » (au cours d'une « vraie » pratique sportive), on ne retrouve aucune efficacité spécifique à la créatine.

Mode d'emploi et précautions d'usage

Si vous pratiquez des sports d'endurance (vélo, jogging, randonnée, aviron, etc.), évitez la créatine. Elle a en effet l'inconvénient d'augmenter la teneur musculaire en eau, d'où une prise de poids d'environ un kilo. Un kilo de plus à porter, donc une fatigue accrue et des performances moindres.

Si vous pratiquez un sport nécessitant de brèves accélérations comme le sprint, le saut ou le tennis, et que vous souhaitez vous booster à la créatine, contentez-vous de doses modérées : 2 grammes par jour de créatine augmentent la concentration musculaire autant que des doses plus fortes. Mais sans aucune garantie d'efficacité quelle que soit la dose !

Un produit : EAFIT pure créatine®, en poudre. Par ailleurs, attention : les produits vendus sur Internet sont souvent « enrichis » en stéroïdes et/ou en éphédrine.

♡ Curcumine

La curcumine est un polyphénol provenant de la racine de *Curcuma spp*, plante herbacée de la même famille que le gingembre.

Derrière ce nom bizarre, se cache simplement le curry dont il donne la couleur jaune ; la curcumine est en effet la principale épice de celui-ci. Elle est utilisée depuis plus de trois mille ans comme médecine traditionnelle, notamment en Inde. Plus de 2 000 articles scientifiques, d'abord quasi exclusivement expérimentaux (sur cultures cellulaires ou sur animal de laboratoire), mais plus récemment chez l'homme, ont été publiés sur le sujet, suggérant des potentialités pour cette molécule dans de très (trop ?) nombreuses pathologies, mais il est certain que la curcumine est un puissant anti-inflammatoire et un antioxydant. Ses mécanismes d'action sont complexes mais de mieux en mieux élucidés.

Du point de vue réglementaire, la curcumine est considérée comme étant un colorant alimentaire d'origine naturelle. Néanmoins, on la retrouve sur le marché des compléments alimentaires sous forme de gélules à des doses de l'ordre de 1 g/gélule, seule ou en association avec la pipérine. Les allégations sont la prévention du cancer et de la maladie d'Alzheimer, le traitement d'affections virales telles que l'hépatite C, de l'inflammation ou encore de l'hypercholestérolémie. Non seulement cela fait beaucoup, compte tenu du peu de données cliniques disponibles, mais, de plus, de telles allégations relèvent clairement de la définition du médicament. Néanmoins, les données positives dans le cadre du cancer commencent à s'accumuler.

Donc, la curcumine est une molécule potentiellement intéressante, mais il faut la développer comme un médicament, pas comme un complément alimentaire. Quel laboratoire pharmaceutique est partant ? Dossier à suivre attentivement.

Deux produits :

- Arkogélules curcuma® (Arkopharma) préconisé pour « retrouver un confort digestif » ;
- Curcumine® (Laboratoires Yves Ponroy) comme « antioxydant intellectuel pour aider à protéger la mémoire ».

⚠ Cystéine

C'est un constituant important des cheveux et des ongles. On préconise donc son utilisation en nutricosmétique. Mais attention : d'abord, les fabricants mettent souvent de la cystine et non de la cystéine dans leur produit (et d'ailleurs l'indiquent clairement dans leur notice). Le premier dérive du second, mais son absorption intestinale est médiocre, et sa capacité à redonner de la cystéine dans l'organisme très limitée. Alors pourquoi utilisent-ils de la cystine et non de la cystéine ? Tout simplement parce que cela revient beaucoup moins cher : la cystine est obtenue par extraction à partir de cheveux (beurk !), en particulier en provenance de Chine.

Ensuite, la cystéine est un acide aminé assez mal toléré chez l'homme et on atteint vite des doses toxiques, aux niveaux cardio-vasculaire et neurologique.

⚠ DHEA

La DHEA est le petit nom de la déhydroépiandrostérone. Elle est le précurseur clé de tous les stéroïdes sexuels. Voilà pour la physiologie.

Il est parfaitement admis que la concentration plasmatique en DHEA décline avec l'âge. Que la diminution de la DHEA dans le sang corrèle avec l'humeur, avec le déclin de la libido ou encore avec la perte de la masse osseuse sont des données intéressantes, mais ne permettent en aucun cas d'établir une relation de causalité entre l'un et les autres. Voilà pour la gérontologie.

Dans une revue générale publiée dans *Current Opinion in Endocrinology & Diabetes*, Arlt et Allolio concluent sans ambiguïté : « Nous n'avons pas à l'heure actuelle de preuve que le déclin de la DHEA avec l'âge représente un déficit pathologique requérant une supplémentation chez les sujets concernés. » Voilà pour les faits.

Sa prise au long cours peut favoriser l'apparition ou stimuler la croissance de certains cancers (prostate, sein, utérus) et entraîner un risque cardio-vasculaire lié à la baisse du « bon » cholestérol.

Absence de preuves tangibles de son efficacité, risques à long terme : nous vous déconseillons donc formellement d'en prendre (voir aussi page 104).

☠ Éphédra (Ma Huang)

Nous ne savons pas si c'est réellement efficace pour maigrir. En revanche, ce qui est sûr, c'est sa propension à entraîner une addiction, des douleurs pulmonaires, des insomnies, des accidents vasculaires cérébraux.

Heureusement ce produit ne figure que sur le catalogue de rares sombres officines, en particulier sévissant sur Internet.

Fer

Le fer est apporté par la viande (rouge et blanche) et le poisson, ainsi que par certains légumes (épinard). Le fer provenant de source animale est beaucoup plus utilisable par l'organisme que celui d'origine végétale.

En France, 10 % des femmes en période génitale, et jusqu'à 30 % pendant la grossesse, présentent une carence en fer. La carence en fer est cause de fatigue et favorise le développement des infections ; à un stade de plus, elle est responsable d'une anémie.

En Angleterre, une étude récente montre que 25 % des femmes (de 19 à 64 ans) ont des apports en fer inférieurs aux recommandations et que 11 % d'entre elles sont en situation de carence ; ce chiffre monte à 16 % chez les jeunes femmes de 19 à 24 ans.

Revers de la médaille, le fer à forte dose est pro-oxydant : il accentue le stress oxydatif.

Les personnes les plus à risque de carence en fer sont les femmes ayant des règles abondantes (notamment sous stérilet), les végétariens, les femmes enceintes et les adolescentes. La carence en fer touche également l'enfant, mais très rarement la personne âgée – dans ce cas, il faut suspecter une perte de sang passant inaperçue, par exemple au niveau intestinal. Sinon, toute supplémentation est à éviter chez la personne âgée.

Pour savoir si vous êtes ou non carencé, et donc si vous avez besoin ou non de prendre du fer sous forme de complément alimentaire, parlez-en à votre médecin. Il vous prescrira sans doute une analyse de sang (dosage de la ferritine), qui permet de faire le point sur vos réserves.

Un produit : Oemine fer® (DRC Santé) en capsules de 15 mg. À noter que ce produit contient aussi de l'huile de carthame, de la levure de bière et de la spiruline.

♡ Folates (vitamine B9)

Encore appelée acide folique, la vitamine B9 correspond en fait à toute une famille de molécules apparentées ; c'est pourquoi on parle souvent de « folates » (au pluriel). On trouve des folates dans de nombreux aliments, en particulier les légumes verts à feuilles foncées (épinards, salade verte), les fruits, les noix, les champignons, les aliments céréaliers complets, etc.

Un déficit en folates chez la femme enceinte peut être responsable de la non-fermeture du tube neural (la colonne vertébrale) chez le nouveau-né. Cette maladie est appelée *spina-bifida.* Pour cette raison, la supplémentation en folates est recommandée chez la femme enceinte durant les douze premières semaines de grossesse. La supplémentation recommandée est de 4 mg/jour chez les femmes à haut risque (s'il y a eu survenue de *spina-bifida* lors de grossesses précédentes, épilepsie). Sinon, 0,4 mg/jour suffit. Il faut la débuter dès l'arrêt de la contraception, afin que les besoins soient couverts dès la conception. Si une femme ne prend des folates que lorsqu'elle se sait enceinte, c'est déjà trop tard car les premières semaines de grossesse sont capitales pour le tube neural de l'embryon. Parlez-en à votre médecin, cette supplémentation est l'une des rares qui soit remboursée par la Sécurité sociale.

Une alimentation riche en légumes verts ayant des vertus préventives vis-à-vis du cancer ou des maladies cardio-vasculaires, divers essais thérapeutiques sont en lice pour évaluer l'efficacité d'une supplémentation en vitamine B9. Les résultats ont jusqu'à présent été décevants. En effet, l'utilisation de vitamine B9 (souvent associée à la vitamine B12) dans la prévention des maladies cardio-vasculaires et des accidents vasculaires cérébraux n'a rien donné de concluant. Par ailleurs, s'il existe bien une relation entre carence en vitamine B9 et cancer du côlon, il n'y a pas de données qui permettent de suggérer qu'une supplémentation en folates diminue la survenue de ce type de cancer chez des individus qui auraient une alimentation suffisante en vitamine B9. Enfin, même si un petit nombre de désordres mentaux chez la personne âgée résulte d'une carence en folates et/ou en vitamine B12, aucun essai de supplémentation réalisé sur de larges populations n'a montré d'effets positifs sur le comportement ou sur les capacités cognitives.

Mode d'emploi et précautions d'usage

À moins d'en prendre de grandes quantités, la vitamine B9 n'est pas toxique. N'oubliez pas cependant d'en parler à votre médecin si vous prenez un complément alimentaire de vitamine B9 : en effet, cela risquerait de masquer une éventuelle carence en vitamine B12, qui pourrait alors évoluer de façon pernicieuse jusqu'à des troubles neurologiques graves. Et évitez les mégadoses : il semblerait que les compléments alimentaires de vitamine B9 fortement dosés puissent favoriser la sélection et la prolifération des cellules tumorales chez les personnes abritant des cellules précancéreuses ou cancéreuses. Une raison de plus pour équilibrer ses apports vitaminiques plus par une alimentation variée que par des compléments alimentaires et, lorsqu'on prend des compléments alimentaires, de modérer les doses.

Un produit : vitamine B9 Acide folique® (Nature's plus), un comprimé par jour.

Fucus

Son nom noble est *Fucuvesi culosus*. Il s'agit d'une algue brune riche en iode. Les marchands de rêve affirment qu'elle favorise l'élimination des graisses. Rien ne le prouve.

Le fucus est riche en mucilages. Ces fibres favorisent le transit intestinal. De plus, elles gonflent dans l'estomac et provoquent un sentiment de satiété. Le fucus peut donc aider à manger moins. Mais croquer quelques tomates cerises ou tout autre légume ou fruit aura une efficacité au moins égale.

☠ Gamma-hydroxybutyrate (GHB)

Il s'agit d'un métabolite de la leucine (elle-même agent anabolique) très prisé des body-builders. Les statistiques américaines sont éloquentes : 86 cas d'intoxication en 1997-1998 au Texas, 549 incidents en Floride en 1999 (spasmes, vomissements, perte de conscience, respiration irrégulière...). Une mort subite en Oregon en 1999, directement attribuable au GHB, sans que l'on connaisse le mécanisme exact de la toxicité.

Le GHB est considéré comme une drogue et est interdit même... aux États-Unis.

Garcinia cambogia

Ce fruit d'un arbre indien est consommé depuis l'Antiquité pour ses propriétés antiseptiques et antimicrobiennes, pour favoriser la digestion et contre les rhumatismes.

Plus récemment, le *Garcinia cambogia* en gélules a été proposé dans le cadre de la perte de poids. Quatre études de bonne qualité ont été publiées. Le traitement dure huit à douze semaines et semble efficace lorsqu'il est associé à de l'exercice physique. La perte de poids est cependant modeste : de l'ordre de un à trois kilos (une fois déduite la perte de poids chez les sujets qui ont reçu un placebo, lequel, à lui seul, induit une perte de trois kilos en moyenne).

Si l'effet de *Garcinia cambogia* semble bien réel, son mécanisme d'action reste assez nébuleux. L'écorce séchée de son fruit contient de l'acide hydroxycitrique qui serait responsable de la perte de poids. Il « bloquerait la synthèse locale de graisse », indiquent certaines notices. Il pourrait aussi diminuer l'appétit.

Son utilisation semble atoxique, ce qui n'est pas si mal, mais son emploi reste non autorisé en France. En ce qui concerne les produits illégalement sur le marché, disponibles à l'étranger ou sur Internet, les fournisseurs ne brillent pas par leur sérieux : allégations fantaisistes, absence de titrage du principe actif présumé, utilisation d'une partie de la plante… qui ne contient pas le principe actif !

Un produit : Sugar blocker® (Laboratoires Forte Pharma) à 400 mg/gélule. Il est préconisé de prendre deux à trois gélules deux fois par jour de préférence une demi-heure avant le repas. Voilà qui est précis.

Gelée royale et produits de la ruche

Le miel constitue le produit de la ruche le plus consommé ; mais puisqu'il correspond à un vrai aliment, nous n'en parlerons pas ici. En revanche, trois produits de la ruche traditionnellement parés de vertus médicinales se rapprochent des compléments alimentaires : la gelée royale, le pollen et la propolis.

La gelée royale

La gelée royale est sécrétée par les jeunes abeilles afin de nourrir les larves ainsi que la reine de la ruche tout au long de sa vie. Une ruche a le potentiel pour produire 500 g de gelée royale par été.

Le fait que la reine des abeilles, nourrie par cette gelée, ait une fécondité et une longévité exceptionnelles par rapport aux autres abeilles explique les propriétés que lui prêtent ses adeptes, notamment une amélioration du tonus physique et psychique ainsi qu'un effet antifatigue.

On a également évoqué des actions anti-infectieuses et antitumorales. Nous sommes dans l'attente d'études cliniques bien faites.

Le pollen d'abeilles

Le pollen d'abeilles est un mélange de pollens collectés par les abeilles sur les fleurs autour de la ruche, avec quelques régurgitations issues des abeilles elles-mêmes. Sa composition dépend donc de la variété des fleurs correspondantes.

Comme la gelée royale, le pollen augmenterait la vitalité. Les allégations concernent aussi la prostate, allant même jusqu'à le proposer pour traiter l'hypertrophie prostatique qui survient avec l'âge. Nous sommes réservés.

La propolis

La propolis est un mélange complexe de résines issues des plantes et de sécrétions produites par les abeilles. Quelques études portant sur des cultures cellulaires ou sur l'animal de laboratoire ont montré un effet antitumoral et anti-infectieux. Bof !

Mode d'emploi et précautions d'usage

Peu d'études ont démontré scientifiquement un effet bénéfique de ces trois produits de la ruche, gelée royale, pollens et propolis. Mangez plutôt du miel, ce sera plus savoureux et vous reviendra beaucoup moins cher ! Par ailleurs, plusieurs études ont observé un risque d'allergies liées à ces produits, notamment au niveau pulmonaire et cutané. Si vous souffrez d'asthme ou d'allergies de la peau, évitez-les !

Un produit : Alvityl Défenses® (Urgo) en sirop qui associe à la propolis un extrait d'échinacées et de la vitamine C. Ce produit stimulerait les défenses immunitaires et a fait l'objet d'une étude chez l'homme.

Gingembre

Le gingembre constitue la tige souterraine de la fleur tropicale *Zingiber officinale.* En France, on le connaît surtout pour sa saveur à la fois sucrée et âcre qui en fait un condiment recherché pour aromatiser certains plats ou boissons. Mais le gingembre est considéré depuis des siècles comme une herbe médicinale, comme l'atteste son appellation latine « *officinale* ». Le gingembre renferme des phénols (voir page 179) de la famille des gingerols ; ces derniers seraient les composés « actifs » du gingembre, et leur structure se rapproche de la capsicine présente dans les piments.

Vertus supposées ou réelle efficacité ?

En tant que complément alimentaire, le gingembre est principalement proposé pour réduire les nausées et les vomissements ; il modère le rythme des contractions de l'estomac tout en favorisant le transit digestif. Le gingembre a été étudié dans diverses circonstances :

- les nausées survenant au petit matin chez la femme enceinte, notamment lors du premier trimestre de grossesse ;
- le mal des transports ;
- les nausées suivant une opération chirurgicale ;
- les nausées liées à un traitement par chimiothérapie du cancer.

Pour chacun de ces cas, le doute existe quant à l'efficacité du gingembre. Certains travaux scientifiques sont encourageants et confèrent au gingembre une action supérieure à celle d'un placebo, d'autres sont décevants. On attend des études plus complètes pour trancher.

Par ailleurs, les extraits de gingembre agissent sur les processus inflammatoires par un mécanisme proche de celui de l'aspirine. Aussi, a-t-on espéré qu'il puisse soulager les douleurs liées à l'arthrose, sans pour autant avoir les effets secondaires des anti-inflammatoires. Une première étude a donné des résultats négatifs, mais il conviendra sans doute d'en réaliser d'autres avec des doses plus élevées de gingembre et sur une durée plus longue.

Mode d'emploi et précautions d'usage

Utilisé depuis des siècles comme épice ou plante médicinale, le gingembre n'a pas d'effet nocif patent. Les compléments alimentaires à base de gingembre ne posent donc pas de problème particulier. Ne dépassez pas pour autant les posologies conseillées par les fabricants. En effet, de fortes doses risquent d'avoir un effet inverse à celui recherché, avec survenue de nausées paradoxales. Par ailleurs, d'après une expérience réalisée sur des rates, la prise régulière de fortes doses de gingembre élèverait le risque de fausse couche.

Un produit : Arkogélules Gingembre® (Arkopharma).

Ginkgo biloba

Le ginkgo biloba est le complément alimentaire à base d'extraits végétaux le plus commercialisé en Occident.

Le ginkgo biloba est un arbre originaire de Chine que certains botanistes considèrent comme un « arbre fossile », car il apparaît quasiment inchangé lorsqu'on le compare aux fossiles datant de plus de cent millions d'années. Le ginkgo produit un fruit jaune qui contient une noix souvent utilisée dans la cuisine asiatique, ainsi que dans la médecine traditionnelle chinoise. Mais ce sont ses feuilles dont on extrait les compléments alimentaires utilisés en Occident.

Ses vertus supposées

Les extraits de feuilles de ginkgo contiennent 25 % de flavonoïdes (des molécules protectrices proches de celles présentes dans le vin ou le thé), et 6 % de dérivés plus spécifiques tels les ginkgolides et bilobalides ; ces molécules seraient à l'origine des effets du ginkgo biloba retrouvés sur des modèles expérimentaux animaux :

– *effet antioxydant*, qui lutterait contre la dégénérescence des cellules et la mort des neurones. Le ginkgo pourrait même, dans certaines conditions, favoriser une régénérescence neuronale et concourir ainsi à réparer d'éventuelles altérations nerveuses ;

– *effet stimulant* sur les neuromédiateurs, ces molécules qui contrôlent les connexions entre les neurones ;
– *effet antiagrégant plaquettaire*, luttant contre la thrombose des artères et favorisant la vascularisation du cerveau ;
– *effet dilatateur* sur les artères, ce qui favoriserait aussi la vascularisation du cerveau.

Sa réelle efficacité

Ces expériences ont conduit à des allégations concernant l'efficacité du ginkgo biloba pour améliorer la mémoire, ralentir la progression de la sénescence voire de la maladie d'Alzheimer, lutter contre l'artérite ou le bourdonnement d'oreilles.

Qu'en est-il des expériences ayant eu lieu chez l'humain ?

• Sur la mémoire et les performances cognitives, le ginkgo biloba n'a pas démontré chez l'homme de réelle efficacité tant chez l'adulte bien portant que chez les personnes âgées. En revanche, un effet bénéfique, modeste mais significatif, s'observe sur l'évolution de la démence ou de la maladie d'Alzheimer.

• Le ginkgo biloba paraît efficace, même si c'est de façon modérée, sur les artérites des jambes : les personnes peuvent marcher plus loin et plus longtemps.

En revanche, on note une absence d'efficacité sur le bourdonnement d'oreilles.

Mode d'emploi et précautions d'usage

Le ginkgo biloba est bien toléré, si ce n'est de rares symptômes gastriques ou intestinaux, ou encore quelques allergies cutanées. Par ailleurs, il contient de l'heptaminol, qui fait augmenter la tension artérielle : à surveiller donc, notamment si vous avez déjà une hypertension artérielle. Attention enfin si vous prenez des anticoagulants ; en raison de son action sur les plaquettes sanguines, il peut interférer avec votre traitement : parlez-en à votre médecin.

La plupart des études portent sur des doses journalières d'extraits entre 120 et 240 mg. Les préparations commerciales vous en apportent généralement 60 à 120 mg par comprimé ou gélule, soit l'équivalent de 3 à 6 grammes de feuilles de l'arbre ginkgo.

Un produit : Mémontonyl® (vitamin System).

⚠ Ginseng

Le ginseng est un complément alimentaire particulièrement populaire ; ainsi, 6 millions d'Américains en prennent régulièrement.

Le ginseng est une plante faisant partie de la famille des *Panax* ; il en existe de nombreuses variétés, que ce soit en Asie, Amérique ou Sibérie. La plus connue est le *Panax ginseng* utilisé par les Chinois comme un aphrodisiaque : il est vrai que la forme de la racine évoque tout particulièrement les organes génitaux. Les Indiens d'Amérique avaient l'habitude de boire un breuvage à partir du *Panax quinquefolius*.

Ses vertus supposées

On prête au ginseng de nombreuses vertus : il préviendrait du cancer, traiterait le diabète, faciliterait performances physiques et bien-être. Les molécules considérées comme actives dans le ginseng sont les ginsénosides. En expérimentation sur l'animal ou en culture cellulaire, on a montré qu'elles modulaient l'efficacité du système immunitaire, avaient des effets antioxydants et intervenaient (plus ou moins selon les cas) sur le système nerveux.

Sa réelle efficacité

Qu'en est-il des expériences chez l'homme ?

– Sur le bien-être et le moral : absence d'effet par rapport au placebo.
– Sur les performances sportives : absence d'effets avec les doses recommandées. Les expériences qui avaient été encourageantes sur ce plan chez l'animal portaient sur de très fortes doses ou sur du ginseng injecté en intraveineux !
– Sur la réduction du risque de cancer : plusieurs études coréennes sont en faveur d'un rôle protecteur du *Panax ginseng* (le ginseng d'origine chinoise), notamment vis-à-vis des cancers des ovaires, du pancréas, de l'œsophage et de l'estomac. Cet effet protecteur est suggéré par certaines études épidémiologiques, mais non formellement confirmé.
– Sur le diabète : quelques études portant sur le *Panax quinquefolius* (le ginseng américain) montrent un effet favorable sur les indicateurs du diabète (glycémie, hémoglobine glyquée).

Le ginseng n'est donc pas le produit de l'éternelle jeunesse que vante la publicité, mais il pourrait avoir un intérêt vis-à-vis du cancer et du diabète.

Mode d'emploi et précautions d'usage

Les doses recommandées vont de 0,5 à 3 g par jour.

Pour profiter du ginseng sans prendre de risques, veillez à :

• Bien choisir sa provenance (éviter les commandes par Internet). En effet, il y a ginseng et ginseng : certaines espèces sont franchement dangereuses et le contenu des lots en provenance d'Asie n'est pas toujours correctement contrôlé. Il s'ensuit régulièrement des vagues d'accidents (plus de cent en quinze mois à Pittsburgh, États-Unis, à la fin des années 1990).

• En reconnaître les effets secondaires, rares mais gênants : diarrhée, insomnie et nervosité, mal de tête, éruptions cutanées, saignements vaginaux.

• L'éviter de façon absolue :

– si vous prenez des anticoagulants (car le ginseng peut faire saigner) ;

– si vous avez des facteurs de risques pour le cancer du sein : le ginseng semble avoir des propriétés voisines de celles des œstrogènes, dont la responsabilité dans le développement de ces cancers est bien établie.

Glucosamine et chondroïtine

La glucosamine est un dérivé du glucose, présent au sein de molécules appelées protéoglycanes ; grâce à leur élasticité spécifique, ces molécules jouent un rôle important dans les tissus de soutien, os et surtout cartilage des articulations. La glucosamine stimule par ailleurs la synthèse de collagène dans la peau. La chondroïtine est dérivée de la glucosamine.

Vertus supposées ou réelle efficacité ?

Le cartilage des articulations est en perpétuel renouvellement, renouvellement dans lequel interviennent les protéoglycanes. Il a été suggéré que la glucosamine pouvait être le facteur limitant pour la synthèse des protéoglycanes ; en consommer permettait de réduire l'érosion du cartilage. Les résultats des études en laboratoire sont encourageants, mais celles portant sur l'homme sont moins unanimes : certains trouvent que la glucosamine diminue les douleurs et ralentit l'évolution de l'arthrose, d'autres non. Il semblerait qu'elle soit « modérément » efficace, et surtout dans les arthroses « modérées », pas dans les plus avancées. Toujours est-il que son intérêt dans l'ostéoarthrose du genou reste l'objet de vifs débats entre spécialistes.

Mode d'emploi et précautions d'usage

Si vous souffrez d'arthrose et souhaitez essayer ces compléments alimentaires pour renforcer le cartilage de vos articulations, choisissez les produits à base de glucosamine plus que ceux à base de chondroïtine : ils ont fait l'objet de plus d'études convaincantes, et sont moins onéreux, mais de nombreux compléments alimentaires associent glucosamine et chondroïtine. Ne dépassez pas les doses maximales recommandées : 1 500 mg par jour pour la glucosamine, 1 200 mg pour la chondroïtine.

On trouve également la glucosamine dans certaines associations comme le Lero RHU® (Laboratoires Lero) avec l'allégation « nourrit le cartilage ». Dans ce produit, elle est associée aux vitamines B5, B6, C et E, au magnésium, cuivre, sélénium, zinc et à des acides gras oméga-3. Avec tout ça, cela doit être drôlement actif ! En réalité, aucun essai sérieux n'a été réalisé sur ce genre de cocktail.

Glutamine

La glutamine est un acide aminé doué de nombreuses propriétés physiologiques. Pour cette raison, elle est proposée en sachets de 5 à 10 grammes ou en vrac dans de nombreuses situations avec des allégations sans fondement, voire farfelues. Deux situations méritent d'être discutées. Tout d'abord, dans le traitement des diarrhées. En effet, son passage intestinal est accompagné d'un transfert concomitant d'eau. La glutamine a ainsi été utilisée chez les malades atteints de sida, avec un certain succès, dit le bouche-à-oreille.

Ensuite, elle a été proposée chez le sportif, en particulier chez le marathonien et les victimes du syndrome de surentraînement qui développent des infections respiratoires. Les bases rationnelles sont l'action de la glutamine sur l'immunité et la masse musculaire. Malheureusement, la quasi-totalité des études réalisées n'étaie pas ces allégations.

Un produit : Baxter commercialise des sachets de glutamine mais pas en France.

Guarana

Le guarana est une plante d'origine amazonienne qui contient des polyphénols, ainsi que de la caféine et deux autres molécules alcaloïdes présentes aussi dans le thé et le café ; la théobromine et la théophylline.

Elle constitue la base du *soft drink* le plus populaire au Brésil.

Vertus supposées ou réelle efficacité ?

La principale molécule active dans le guarana n'est autre que la caféine. À ce titre, le guarana est un psychostimulant, qui lutte contre la fatigue et donne un flash d'énergie dans l'heure qui suit sa consommation. Ceci explique le succès du guarana auprès des sportifs : comme la caféine, le guarana à forte dose est reconnu comme un booster de la performance physique. Aussi, depuis 2004, le CIO (Comité international olympique) a classé la caféine (et donc les compléments alimentaires à base de guarana) comme une substance à usage limité, et on considère comme « dopés » les athlètes dont la concentration urinaire en caféine serait supérieure à 12 mg par litre.

Le guarana n'est pas plus efficace que la caféine. Un comprimé de 200 mg de guarana apporte environ 80 mg de caféine, soit l'équivalent d'une bonne tasse de café.

Comme la caféine augmente légèrement les dépenses d'énergie dans l'organisme, on propose parfois le guarana comme efficace contre le surpoids. Cela n'a jamais été démontré.

Mode d'emploi et précautions d'usage

N'abusez pas du guarana et, si vous prenez souvent du thé ou du café, évitez-le de crainte de subir les effets secondaires d'un excès de caféine : nervosité, insomnie, palpitations, hypertension artérielle, irritation de l'estomac.

Attention également au contrôle antidopage si vous faites du sport de compétition : le guarana risque de vous faire dépasser la dose admissible de caféine dans les urines. Parlez-en à votre entraîneur et à un médecin du sport. Le mieux est donc de ne pas utiliser ce complément alimentaire.

Inositol

Préconisée dans la dépression, cette molécule n'a pas fait l'objet d'étude sérieuse. Aucune action prouvée.

Isoflavones

Encore un groupe appartenant à la famille des polyphénols, et plus particulièrement des flavonoïdes, molécules protectrices présentes dans les végétaux. On en trouve beaucoup dans les graines de soja. La famille des isoflavones est elle-même formée d'un très grand nombre de composés dont certains ne sont présents qu'à l'état de traces quasiment indosables.

Elles ont la particularité de ressembler aux hormones œstrogéniques et, pour cette raison, sont appelées « phyto-œstrogènes » (voir page 172). On dit que cela explique pourquoi les femmes asiatiques, qui en consomment cinq fois plus que les occidentales, présentent moins de signes liés à la ménopause (voir page 173 pour les recommandations concernant les phyto-œstrogènes et les isoflavones).

Les études disponibles ne permettent pas de conclure. Dossier à suivre.

☠ Kava-kava

Avec un nom pareil, on s'attend à quelque chose de magique. Au mieux, c'est un sédatif parmi d'autres ; au pire, il entraîne des atteintes hépatiques graves (plusieurs cas signalés en Allemagne et en Suisse). Pour cette raison, le kava-kava a fait l'objet d'avis défavorables des agences gouvernementales françaises et son emploi est interdit dans notre pays (sauf comme médicament homéopathique). Pourtant une quarantaine d'entreprises le commercialisent encore !

Lécithine et choline

Les compléments alimentaires de lécithine correspondent à un mélange de phospholipides issus généralement du jaune d'œuf ou de l'huile de soja. La choline est issue de ces phospholipides et a trois fonctions importantes dans l'organisme :

– transmission de l'influx nerveux (par le biais de la synthèse de l'acétylcholine dans les nerfs) ;
– participation à la formation des membranes des cellules et au transport des lipides dans le sang ;
– participation à diverses réactions biologiques.

Il n'existe pas de carence en lécithine ou en choline, car d'une part notre corps en fabrique une partie et, d'autre part, de nombreux aliments en sont riches : viande, œufs, soja, noix, certains légumes verts…

Chez l'animal, les carences expérimentales en choline induisent une altération de la mémoire et une infiltration de graisse au niveau du foie. On avait espéré que les compléments alimentaires de choline et/ou de lécithine puissent, à l'inverse, abaisser le cholestérol sanguin et ralentir l'évolution de la maladie d'Alzheimer. L'analyse de la littérature n'a pas confirmé ces hypothèses : ni la choline ni les préparations de lécithine ne se sont montrées plus efficaces qu'un placebo.

Il n'y a donc pas de danger à prendre ces produits, mais il n'y a également aucun intérêt démontré. Nous ne pouvons donc vous le conseiller.

Lycopène

Le lycopène est un microconstituant (c'est-à-dire présent en très faibles quantités) appartenant à la famille des caroténoïdes et présent exclusivement dans des aliments d'origine végétale, en particulier dans la tomate. La tomate lui doit sa couleur rouge. On en trouve également en encore plus faibles quantités dans le melon, la pastèque, la goyave et le pamplemousse rose.

On lui prête la vertu de prévenir la survenue de cancers (voies aérodigestives supérieures, prostate, poumon, estomac), de maladies cardio-vasculaires, de cataracte.

En réalité, la plupart des études sérieuses concernent des apports élevés en fruits et légumes colorés variés (ou parfois de tomate) plutôt que la prise sélective de tomate ou de lycopène isolé.

On trouve également le lycopène dans des produits de « préparation au soleil ».

Le problème est que le lycopène est faiblement absorbé par l'intestin lorsqu'il n'est pas dans son milieu naturel (c'est-à-dire une gélule *versus* la tomate). Son assimilation dans l'organisme est augmentée par la cuisson, par exemple dans la sauce tomate ou par association des tomates à de l'huile ainsi qu'à certaines protéines du lait (lactolycopène) présentes dans les yaourts.

Recommandation : intéressant mais mieux vaut manger des tomates, surtout si vous les agrémentez d'un filet d'huile d'olive.

Un produit : Lycopène 300 mg® (Planticinal).

Magnésium

En France, le magnésium est l'une des stars des compléments alimentaires. Il a longtemps été remboursé par la Sécurité sociale, au titre de traitement de la spasmophilie, ou tétanie. C'est un sel minéral surtout présent dans les fruits de mer, les légumes à feuille comme les épinards, les noix et autres fruits oléagineux, les fruits secs, les légumes secs, les aliments céréaliers ou le pain complet, ainsi que certaines eaux minérales comme Hépar.

Vertus supposées ou réelle efficacité ?

Le magnésium joue un rôle important dans de nombreuses réactions biologiques, notamment au niveau des cellules cardiaques et vasculaires ; malheureusement, la supplémentation en magnésium ne réduit les risques ni de l'hypertension artérielle ni des maladies cardio-vasculaires. Le magnésium joue également un rôle au niveau des cellules nerveuses et musculaires ; nouvelle déception, la supplémentation n'est efficace ni pour soulager migraines, maux de tête et syndrome prémenstruel, ni pour améliorer les performances sportives.

Mode d'emploi et précautions d'usage

Le magnésium est important pour les fonctions cardiovasculaires et neuromusculaires, mais les apports alimentaires sont globalement suffisants, même si 10-20 % de la population gagnerait sans doute à consommer plus d'aliments qui en sont riches. Les compléments alimentaires de magnésium ne font pas de miracles, mais ils ne sont pas dangereux, en tout cas jusqu'à 400 mg par jour. Si, comme de nombreuses personnes, vous vous sentez mieux en suivant une cure de magnésium de temps en temps, continuez ! Les médecins le conseillent souvent chez les individus stressés (qui ne l'est pas ?), même s'il manque la démonstration scientifique d'un quelconque effet relaxant.

Le magnésium accélère le transit ; cela arrangera les personnes constipées, un peu moins les autres. Moins drôle, le magnésium donne parfois mal au ventre ; si c'est votre cas, n'insistez pas.

Un produit : Mg Biane® (Pileje) en gélules à 509 mg, soit 121 % des ANC. Ne pas dépasser une gélule par jour. Mais mieux vaut prendre un médicament : Magnespasmyl® dosé à 47,4 mg.

Mélatonine

La mélatonine est une hormone qui participe à notre horloge biologique. Lorsque l'on voyage en avion, il se produit un décalage entre notre horloge biologique et la réalité locale. Par exemple, lorsqu'il est 8 heures à Paris, il est minuit à Los Angeles. Notre corps dit « debout », tandis que l'environnement suggère d'aller se coucher, d'où des insomnies et des assoupissements dans la journée, c'est ce que l'on appelle le jet-lag. Très désagréable, surtout si vous êtes là pour signer le contrat du siècle ! D'où l'idée de prendre de la mélatonine.

Non autorisée en France, on trouve la mélatonine partout sur le continent nord-américain. « Cela marche ! » disent les hommes d'affaires. Pas si sûr : des auteurs ont récemment étudié un ensemble de dix-sept études bien faites représentant un total de 651 sujets. Dans tous ces travaux, les effets de la mélatonine ont été comparés à ceux d'un placebo. Eh bien, lorsque l'on amalgame toutes les études, il n'existe pas de différence significative pour le délai d'installation du sommeil et les troubles du sommeil liés à des modifications du cycle veille/sommeil. Bonne nouvelle cependant : les effets indésirables (tels que mal de tête, nausées, étourdissements) n'étaient pas non plus différents entre sujets recevant la mélatonine et ceux prenant le placebo.

Donc, jusqu'à preuve du contraire, la prise de mélatonine n'a pas d'intérêt, même si elle n'est pas dangereuse.

♡ Oméga-3

On les appelle également acides gras poly-insaturés n-3. Ce sont des acides gras « essentiels », car ils sont indispensables à la vie, et l'organisme humain n'est pas capable de les synthétiser. Ils dérivent de l'acide linolénique et cette famille comprend trois composés majeurs : l'acide alpha-linolénique, l'acide eicosapentanoïque et l'acide docosahexaénoïque. Les deux derniers sont bien connus du grand public par leurs abréviations EPA et DHA, respectivement. Ils sont particulièrement concentrés dans les poissons gras (harengs, maquereaux, sardines, etc.). En revanche, l'acide alpha-linolénique a une origine végétale (noix, huiles de noix, de colza, de germe de blé). Si nous ne mangeons pas de poisson gras, mais avons un apport élevé en acide alpha-linolénique d'origine végétale, l'organisme est capable de transformer ce dernier en EPA et DHA (cette capacité diminue après 60 ans).

Il existe une autre famille d'acides gras essentiels, appelée les oméga-6 ; ceux-ci sont largement présents dans les margarines et certaines huiles : tournesol, maïs, pépins de raisin, soja, etc. Les acides gras oméga-6 entrent en compétition avec les oméga-3. Or nos régimes occidentaux apportent trop des premiers et pas assez des seconds. C'est fâcheux…

Même si les scientifiques s'y intéressent depuis une quarantaine d'années, c'est surtout depuis une dizaine d'années que les oméga-3 sont devenus populaires. Cet engouement est-il justifié ?

Vertus supposées ou réelle efficacité ?

Les oméga-3 procurent un certain nombre de bénéfices pour la santé.

• *Sur le cœur* : les oméga-3 se localisent dans les membranes des cellules où ils exercent leurs fonctions protectrices : régulation de la tension artérielle, élasticité des vaisseaux, inhibition de l'agrégation des plaquettes sanguines. De plus, ils diminuent le taux sanguin de triglycérides, dont l'excès est néfaste pour le cœur (et le pancréas). Enfin, ils ralentissent la fréquence cardiaque, et réduisent le risque d'arythmies. Bref, ils contribuent fortement à la protection des artères et du cœur. C'est ce que prouvent la plupart des études scientifiques : la consommation hebdomadaire de 200 g de poisson (ou plus) réduit le risque de mortalité cardio-vasculaire et allonge l'espérance de vie.

• *Sur les articulations* : les oméga-3 inhibent partiellement la cascade de réactions biochimiques qui conduisent aux processus inflammatoires. Aussi, les a-t-on expérimentés dans le cadre des allergies et surtout de l'arthrose. Effectivement, les oméga-3 améliorent la raideur matinale ainsi que les douleurs articulaires dont se plaignent les personnes souffrant d'arthrose. Mais soyez patient si l'effet ne se voit qu'au bout de plusieurs mois de traitement, et il nécessite généralement un nombre élevé de gélules riches en oméga-3. Parlez-en à votre rhumatologue.

• *Sur les neurones et le cerveau* : les oméga-3 sont indispensables à la formation du cerveau ainsi qu'à son bon fonctionnement. Ils font partie de la structure même des cellules nerveuses, les neurones, et participent à l'influx nerveux. Les oméga-3 agissent tout particulièrement aux deux extrémités de la vie. Au cours de la vie fœtale puis de l'enfance, ils favorisent les mécanismes d'apprentissage et la mémoire ; un déficit en oméga-3 a également été mis en cause dans l'autisme et la dyslexie. Dans la population âgée, leur présence paraît ralentir le déclin cognitif (mémoire, apprentissage, motricité) lié au vieillissement. Chez l'adulte également, les oméga-3 paraissent agir sur le cerveau. Même si certaines études ne retrouvent pas ces résultats, il semble que les consommateurs réguliers de poisson, donc d'oméga-3, se sentent mieux dans leur peau. Parallèlement, la dépression est moins présente dans les pays à forte consommation de poisson. Enfin, d'après plusieurs études (mais pas toutes), les oméga-3, et notamment le DHA, potentialisent l'effet bénéfique des médicaments antidépresseurs ; ils pourraient même être efficaces par eux-mêmes pour les dépressions mineures.

Autre effet sur le cerveau, les oméga-3 tempèrent les effets du stress. À des doses élevées (entre 1,5 et 2 g par jour), ils réduisent même l'agressivité : une relation entre oméga-3 et schizophrénie a également été évoquée : les schizophrènes qui mangent plus de poisson présentent des signes moins sévères de leur maladie.

Pour être intéressants, les résultats des études sur les oméga-3 et les maladies psychotropes appellent certaines remarques. D'abord, même s'ils participent à l'équilibre psychique, les oméga-3 ne suffisent pas à guérir les maladies psychiques et ne remplacent pas les médicaments « classiques » ; le suivi psychiatrique reste indispensable. Ensuite, la majorité des études favorables aux oméga-3 portent sur la consommation de poisson et non de complément alimentaire ; or le poisson apporte d'autres nutriments agissant sur le cerveau que les oméga-3, comme par exemple l'iode. Enfin, la structure des oméga-3 dans les capsules de complément alimentaire diffère quelque peu de celle des oméga-3 naturels du poisson et n'apporte donc pas forcément les mêmes bénéfices.

Mode d'emploi et précautions d'usage

Les études scientifiques qui démontrent l'effet protecteur des oméga-3 sur le cœur portent pour la plupart sur la consommation de poisson, et notamment de poisson gras. Il vous sera plus bénéfique de consommer 200 g de poisson par semaine (dont au moins une part de poisson gras) que de prendre l'équivalent sous la forme de capsules d'oméga-3. Pour rappel, les principaux poissons gras sont le maquereau, la sardine, l'espadon, le thon, le saumon, le flétan et le hareng.

Si vous consommez peu de poissons gras ou si vous souhaitez avoir un apport en oméga-3 plus élevé, les compléments alimentaires à base d'huile de poisson ne manquent cependant pas d'intérêt. Selon les cas, l'huile provient du foie de poisson ou de la chair.

Les recommandations concernant les apports en oméga-3 sont actuellement en pleine évolution au niveau des organismes réglementaires européens et nationaux. On peut cependant considérer qu'un apport de 200 mg par jour est déjà correct (soit 1,5 g par semaine). Les capsules d'huile de poisson contiennent généralement 100 à 400 mg d'EPA et DHA, à comparer avec les 1 à 2 g fournis par 100 g de maquereau, hareng ou sardine (même en conserve), ou les 2-3 g dans une cuillère à soupe d'huile de foie de morue (attention aux odeurs !…).

Les huiles de poisson sont globalement favorables à un bon état de santé, mais, comme toute molécule biologiquement active, elles comportent également quelques dangers :

- Leur richesse en vitamine A et en vitamine D. Ainsi, une seule cuillère à soupe d'huile de foie de morue, ou encore certains compléments alimentaires à base d'huile de poisson, apporte 100 % des ANC en chacune de ces vitamines. Même si la vitamine D est la bienvenue pour éviter l'ostéoporose (voir page 205), la consommation à dose élevée de ces deux vitamines n'est pas sans danger (voir page 198 et page 206). Ne dépassez pas les doses de complément alimentaire proposées par la notice, et ne les cumulez pas avec d'autres compléments alimentaires riches en vitamines A et/ou D, tels les polyvitamines.

• La grossesse. Même si les oméga-3 sont particulièrement intéressants pour le cerveau et les yeux du fœtus, la vitamine A est, elle, rapidement tératogène, c'est-à-dire qu'un excès de vitamine A risque de conduire à des malformations fœtales. Si vous êtes enceinte, évitez les compléments alimentaires d'oméga-3 apportant aussi de la vitamine A et parlez-en à votre médecin.

• On sait bien que les Esquimaux sont peu sujets aux maladies cardio-vasculaires grâce à leur forte consommation de poisson. On sait moins qu'ils meurent plus souvent d'hémorragie cérébrale (en rapport avec l'action des oméga-3 sur les plaquettes). Si vous avez tendance à avoir facilement des bleus ou à saigner du nez, etc., évitez la consommation de complément alimentaire aux oméga-3. Par ailleurs, ne prenez pas ces compléments alimentaires si vous êtes traité par des anticoagulants sans en parler avant avec votre médecin.

Recommandation : intéressant mais dans le cadre d'un suivi médical attentif.

Un produit : Elusanes Poissons® (Naturactive, filiale des Laboratoires Pierre Fabre).

Papaye

On utilise l'extrait de la feuille pour éliminer l'eau en excès au niveau cutané. Mais il n'y a pas de preuve d'efficacité dans le cadre des régimes minceur. Quant à la papaye fermentée, nous en avons déjà dit suffisamment de mal ailleurs dans ce livre : préférer sa consommation à celle d'une chimiothérapie constitue une véritable perte de chance pour le malade cancéreux.

Phosphatidylsérine

Cette molécule se concentre dans les membranes cellulaires, en particulier celles du cerveau.

Des études suggèrent que sa consommation, sous forme de complément alimentaire, améliore les performances de la mémoire chez les plus de 50 ans. De là à vouloir en faire un complément alimentaire anti-Alzheimer... De toute façon, elle n'est pas autorisée en France.

♡ Phyto-œstrogènes

Littéralement « œstrogènes issus des plantes », les phyto-œstrogènes ont une structure et une action proches de celles de l'œstradiol, l'une des principales hormones féminines sécrétées par les ovaires. Les propriétés des plantes qui contiennent des phyto-œstrogènes ont été découvertes par hasard dans les années 1950 : leur ingestion par des moutons les rendait stériles ! Tous les troupeaux atteints paissaient en fait sur des prairies riches en deux espèces de trèfles particulièrement riches en phyto-œstrogènes !

Les phyto-œstrogènes appartiennent au vaste groupe des polyphénols et comprennent trois groupes de molécules : les isoflavones, les flavonones, les lignanes et les coumestanes. Les deux plus importants sont des isoflavones (répondant aux noms un peu barbares de daïdzéine et génistéine) présents dans le soja et le trèfle rouge. On en trouve également, mais à des teneurs moindres, dans les fruits, les légumes, les légumes secs et les céréales complètes. Leur concentration peut varier de façon très importante selon la souche végétale et les conditions de culture.

On trouve des flavonones dans le houblon, ce qui a été une très bonne nouvelle pour le lobby de la bière. Enfin, les lignanes émargent dans le lin, des céréales et des fruits et légumes. Pour compliquer les choses, le soja ne contient pas moins de douze isoflavones différents !

Vertus supposées ou réelle efficacité ?

• *Phyto-œstrogènes et ménopause*

Pendant des décennies, les femmes ménopausées avaient bénéficié des traitements hormonaux substitutifs (THS) afin de lutter contre l'ostéoporose, les bouffées de chaleur et autres troubles qui accompagnent cette période de la vie. Les choses se gâtèrent lorsque plusieurs travaux scientifiques montrèrent que les THS élèvent les risques de maladies cardio-vasculaires et de cancer du sein. Baisse des prescriptions médicales, chutes des ventes pour les laboratoires et retour des bouffées de chaleur chez les femmes : les déboires des THS furent la cause de bien des infortunes. Il fallait trouver un remplaçant ; les phyto-œstrogènes se présentèrent alors comme la doublure idéale. Depuis, les phyto-œstrogènes ont la cote auprès des laboratoires pharmaceutiques, des gynécologues et des femmes autour de 50 ans. Avec leur utilisation, on espère en effet bénéficier des avantages des œstrogènes (amélioration des troubles liés à la ménopause, lutte contre l'ostéoporose) sans en subir les inconvénients (cancer du sein, maladies cardio-vasculaires). Qu'en est-il réellement ?

Alors que les THS réduisent les bouffées de chaleur dans 70 % des cas, l'efficacité des phyto-œstrogènes est deux à trois fois moindre, et liée en majeure partie à un effet placebo ! Il suffit d'y croire... ou presque.

En revanche, les phyto-œstrogènes ont une réelle efficacité vis-à-vis de l'ostéoporose. En effet, après la ménopause, les isoflavones du soja ont une action sur l'os proche, en moins puissant, de celle des œstrogènes fabriqués par les ovaires avant la ménopause. Ils augmentent la synthèse des os et inhibent leur destruction. Les populations asiatiques consomment une alimentation riche en soja et en produits dérivés. C'est certainement en partie pourquoi les femmes du Sud-Est asiatique font moins de fractures du col du fémur que celles vivant en Occident. Une étude, portant sur plus de 24 000 femmes chinoises ménopausées et suivies pendant quatre ans, montre que le risque de fracture diminue quand la consommation de soja augmente. Les femmes asiatiques présentent également moins de cancers hormono-dépendants (sein, utérus), moins de bouffées de chaleur à la ménopause, et moins de maladies coronariennes et du cœur que les habitants des pays occidentaux. À l'inverse, l'occidentalisation des habitudes alimentaires chez les femmes asiatiques aboutit à une perte de leur protection vis-à-vis du risque de fracture.

Il faut cependant être prudent et éviter tout enthousiasme déplacé. La supplémentation en soja du régime des femmes occidentales donne des résultats nettement moins probants : elle ralentit la déminéralisation de la colonne vertébrale (et réduit donc le risque de tassement), mais n'a pas d'impact sur les os longs (donc aucune protection vis-à-vis de la fracture du col du fémur). D'autres facteurs entrent en jeu pour expliquer la rareté des fractures constatées chez les femmes asiatiques ménopausées ainsi que les bénéfices du soja. Pour des raisons génétiques, il semble que les femmes asiatiques aient une sensibilité plus importante au soja et moins élevée aux produits laitiers que les femmes d'origine européenne.

• *Phyto-œstrogènes et cancer du sein*

Deux arguments plaident en faveur d'un effet protecteur des phyto-œstrogènes sur la survenue d'un cancer du sein. L'un est géographique ! En Extrême-Orient, les femmes ont à la fois une forte consommation de soja et un faible taux de cancer du sein. L'autre est biologique : les phyto-œstrogènes empêchent partiellement les œstrogènes des ovaires d'agir sur les seins, et donc d'y stimuler une prolifération cellulaire potentiellement cancérigène.

Lorsque des femmes asiatiques viennent vivre en Occident, elles mangent moins de soja et développent des cancers qui épargnent leur famille restée au pays. L'environnement est donc bien en cause ; il existe cependant de nombreux autres facteurs explicatifs que les phyto-œstrogènes du soja : autres facteurs alimentaires, activités physiques, etc.

Les études portant sur les femmes occidentales donnent des résultats contradictoires et globalement décevants : ils ne permettent pas de conclure à un effet protecteur du soja sur le sein. Pire, chez la femme ménopausée, les phyto-œstrogènes ont un effet stimulant sur les cellules du sein, ce qui risque d'accélérer l'évolutivité d'une tumeur préexistante !

• *Phyto-œstrogènes, cholestérol et maladies cardio-vasculaires*

La consommation de soja diminue le cholestérol LDL, appelé « mauvais » cholestérol car son excès favorise athérosclérose et maladies cardio-vasculaires. Mais pour être effectif, cet effet nécessite de grandes quantités de soja : 50 g de protéines de soja, soit l'équivalent de trois grandes tranches de tofu par jour, abaissent de 13 % le cholestérol LDL. De plus, la prise isolée de phyto-œstrogènes purifié, par exemple dans des compléments alimentaires, n'abaisse pas le cholestérol LDL : l'action du soja sur le cholestérol ne passe donc pas par ses phyto-œstrogènes, mais plus par ses protéines et ses fibres. Si vous voulez baisser votre cholestérol, mangez du soja mais ne prenez pas de compléments aux phyto-œstrogènes !

Mode d'emploi et précautions d'usage

Les phyto-œstrogènes sont présents à des concentrations élevées dans divers aliments issus du soja : 5 mg/g pour la farine de soja ou le soja texturé, utilisé par exemple comme substitut de la viande ; 2 mg/g pour le tofu ou le « lait » et « yaourts » de soja. La sauce au soja n'en contient pas.

Ils sont également présents, à des concentrations variables, dans de nombreux compléments alimentaires. Si, à la ménopause, vous choisissez d'augmenter votre consommation d'aliments issus du soja ou de prendre des phyto-œstrogènes à partir de compléments alimentaires, vous pouvez espérer réduire (parfois) la fréquence des bouffées de chaleur et (souvent) le risque d'ostéoporose et de tassement de votre colonne vertébrale. Mais attention à vos seins : parlez-en auparavant à votre gynécologue afin qu'il vérifie si ces nouvelles pratiques ne risquent pas de faire flamber une éventuelle tumeur débutante.

Par ailleurs, la plupart des compléments alimentaires apportent essentiellement ou exclusivement une seule famille de phyto-œstrogènes, les isoflavones. Or, les études portant sur les compléments alimentaires à base d'isoflavones proprement dits (et non sur le soja) donnent des résultats contradictoires, en particulier en fonction de l'âge des femmes étudiées. En fait, il semble qu'avec l'âge, la capacité de transformer les isoflavones en métabolites actifs (en particulier l'équol) soit diminuée, ce qui explique leur inefficacité sur l'os chez les femmes âgées.

Enfin, il faut attirer l'attention du lecteur sur trois points importants : d'abord plus le soja est purifié et moins il contient de phyto-œstrogènes ; il convient donc d'être vigilant sur ce que l'on achète. Ensuite, les œstrogènes sont des hormones féminines. Donc, Messieurs, les isoflavones ne sont pas la façon optimale de veiller à vos os ! Enfin, la prise de doses élevées de phyto-œstrogènes n'est pas sans risque. Outre la diminution de la fertilité (avant la ménopause) et le risque de cancer du sein (après), mentionnés plus haut, un excès de phyto-œstrogènes pourrait, chez la femme enceinte, entraîner une altération du développement du fœtus, et chez le jeune enfant des troubles immunitaires.

Un produit : Oemine Gyné® (DRC Santé). Une gélule contient 40 mg de diosgénine ; en prendre deux matin et soir.

Phytostérols et phytostanols

Ces molécules sont commercialisées au titre de leurs effets hypocholestérolémiants : leur consommation fait baisser le cholestérol sanguin. Les phytostérols et les phytostanols sont naturellement présents, en faible quantité, dans certaines huiles végétales (colza, maïs, tournesol, soja). Il s'agit d'une famille de molécules dont la structure est proche de celle du cholestérol ; trois d'entre elles sont majoritaires : sitostérol, campestérol et stigmastérol. Une alimentation normale apporte quotidiennement entre 200 et 350 mg de phytostérols. Les phytostanols ont une structure un peu différente et sont moins abondants dans la nature.

À côté des produits déjà présents en France (margarines, huiles, produits laitiers), on trouve sur le marché européen des produits enrichis à base de soja, sauces épicées, mayonnaises, sauces de salade, pains, etc., et on annonce des jus de fruits et nectars, eau de riz… Il existe également des compléments alimentaires riches en phytostérols.

Leur mécanisme d'action repose sur leur capacité à inhiber l'absorption intestinale des graisses contenues dans l'alimentation, c'est-à-dire que les phytostérols entrent en compétition avec le cholestérol alimentaire pour l'absorption, et l'empêchent pour partie de pénétrer dans la circulation sanguine.

Une méta-analyse (voir glossaire à la fin de l'ouvrage) de 41 études cliniques montre une diminution moyenne de 10 % du cholestérol LDL (que l'on appelle « mauvais cholestérol ») pour une prise de 2 g par jour. L'effet obtenu dépend de la dose, mais il ne sert à rien de consommer plus de 3 g. Les stanols semblent plus efficaces que les stérols.

Cet aspect bénéfique ne doit pas occulter plusieurs effets potentiellement gênants de ces molécules, effets que l'on commence à mettre en évidence :

• Il faut bien comprendre qu'ils n'agissent que sur un facteur de risque, le cholestérol LDL. On n'a jamais montré que la prise de phytostérols réduisait les accidents cardio-vasculaires et encore moins le risque de mortalité que l'on aurait pu pourtant espérer de la baisse du cholestérol.

• On croyait que les phytostérols eux-mêmes n'étaient pas absorbés. Sauf que l'on a montré récemment qu'ils l'étaient légèrement : 0,5 à 16 % pour les phytostérols, 0,04 % à 3 % pour les stanols. De plus, les stérols présents dans le commerce subissent un processus dit d'« estérification » qui augmente leur solubilité, et donc leur passage dans la circulation sanguine. Ensuite les phytostérols peuvent se fixer dans différents organes (foie, rate, cœur et cerveau), où ils pourraient avoir des effets délétères. Plus gênant encore, lorsqu'il existe

une plaque d'athérome, les stérols pourraient s'y fixer et l'aggraver, ce qui n'est pas vraiment l'effet recherché.
Une enquête européenne récente indique que, si 60 % des consommateurs de ces produits ont un cholestérol élevé et une large majorité plus de 45 ans, il n'est pas rare que toute la famille (y compris des enfants) consomme des phytostérols. Il est pourtant bien indiqué sur les emballages que les enfants et les adolescents ont des besoins nutritionnels spécifiques et qu'un produit qui réduit le taux de cholestérol leur est déconseillé.

• Les phytostérols inhibent l'absorption de vitamines antioxydantes (vitamine E, caroténoïdes). De fait, plusieurs études indiquent que plus la concentration de phytostérols dans le sang est élevée, plus il existe un risque d'accident cardiovasculaire ; encore l'inverse de l'effet recherché !

Au total, les aliments enrichis en phytostérols (ou en stanols) (Pro-activ®, Danacol®, etc.) sont franchement contre-indiqués si l'on n'a pas un excès de cholestérol et ils sont potentiellement dangereux pour l'enfant et la femme enceinte. C'est le cas des margarines, huiles et yaourts annonçant sur leur emballage une baisse de cholestérol. Ils n'ont un éventuel intérêt que pour les personnes atteintes d'une hypercholestérolémie, et encore : les inconvénients risquent d'être plus importants que les avantages. Essayez plutôt de protéger vos artères en mangeant mieux !

Phénols et polyphénols

Les composés phénoliques (phénols et molécules plus longues, les polyphénols) sont des molécules issues du métabolisme des végétaux. On ne les trouve donc que dans les aliments d'origine végétale : fruits, légumes mais aussi thé, café, vin, chocolat, etc. Ils confèrent à la plante une résistance aux ultraviolets et à divers agresseurs ou maladies.

On dénombre plus de 8 000 composés phénoliques. Il s'agit donc d'une immense famille de molécules très complexes dont les principaux groupes sont :

- les stilbènes, dont le principal représentant est le resvératrol (voir page 186) que l'on trouve dans le vin rouge ;
- les isoflavones : génistine et daidzine qui ont des propriétés de phyto-œstrogènes (voir page 172) et que l'on trouve dans le soja ;
- les flavonoles tels que la quercétine que l'on trouve dans le vin rouge, les pommes, le chocolat et le thé ;
- les flavonoles complexes trouvés dans le chocolat, le vin rouge et le thé noir ;
- les anthocyanidines, pigments responsables de la coloration rouge, bleue ou violette du raisin, cassis, des fruits rouges et « fruits des bois ».

Les principaux polyphénols sont détaillés individuellement (la catéchine, la curcumine, les isoflavones, le resvératrol, le thé et ses extraits).

De façon générale, les polyphénols sont de puissants antioxydants ; ils réduiraient ainsi la dangerosité de l'hypercholestérolémie en protégeant le cholestérol LDL de l'oxydation (le cholestérol LDL favorise l'athérosclérose lorsqu'il est oxydé). Toujours sur le plan de la protection cardiovasculaire, les polyphénols diminueraient le risque de thrombose, et donc celui d'infarctus, d'accident vasculaire cérébral et d'embolie pulmonaire.

Par ailleurs, les polyphénols inhibent l'évolution tumorale à divers stades de sa formation et auraient ainsi un effet préventif sur le cancer. Enfin, plusieurs travaux scientifiques récents suggèrent qu'ils pourraient avoir une certaine efficacité dans les désordres cognitifs liés à l'âge (sénescence, Alzheimer...) ainsi que dans certaines atteintes ophtalmologiques telles l'oxydation de la rétine par la lumière ou la dégénérescence maculaire liée à l'âge.

Alors, les polyphénols seraient-ils des produits miracles dotés de toutes les vertus ? Quitte à vous décevoir, nous sommes obligés de mettre un bémol à votre enthousiasme. D'une part, les études montrant l'efficacité spécifique d'un ou plusieurs polyphénols ont essentiellement été réalisées en laboratoire, sur l'animal ou en cultures cellulaires. D'autre part, la plupart des études évoquant l'efficacité des polyphénols sur l'homme ont été réalisées à partir d'aliments qui en sont riches (fruits, légumes, thé, etc.) et non à partir de compléments alimentaires. À l'heure actuelle, il est plus sûr de rester en bonne santé en consommant des aliments riches en polyphénols (voir page précédente) que de les prendre sous forme de compléments alimentaires.

Prébiotiques

Issus d'aliments d'origine végétale, les prébiotiques sont des substances contenues dans de nombreux aliments, surtout végétaux, que l'organisme humain ne peut dégrader, mais qui servent d'aliment préférentiel à certaines bactéries (surtout les lactobacilles et les bifidobactéries) de notre côlon dont ils stimulent la croissance.

Ce sont, pour la plupart, des sucres de taille plus ou moins importante. Les plus connus sont des fructanes comme l'inuline (qui n'a rien à voir avec l'insuline) et les fructo-oligosaccharides (FOS).

Ils ont un effet sur la flore intestinale en favorisant la flore bifide endogène. Leur effet est celui des fibres ; ils améliorent la fonction intestinale.

Leur bénéfice santé reste à démontrer.

♡ Probiotiques

À ne pas confondre avec les précédents.

Les probiotiques sont des micro-organismes vivants, généralement des bactéries, qui, lorsqu'ils sont consommés en quantité adéquate ont un effet bénéfique sur la santé. On compte une trentaine d'espèces dont les principales sont des lactobacilles (*Lactobacillus casei*, *Lactobacillus johnsonii*, etc.) ou des bifidobactéries. Ils survivent à leur passage dans l'estomac (malgré l'acidité de ce dernier) puis parviennent à l'intestin qu'ils « colonisent ». Ce faisant, ils empêchent des bactéries pathogènes (c'est-à-dire vectrices de maladies) d'y adhérer ou de s'y multiplier. Ils interviennent sur le transit digestif, les diarrhées, les défenses immunitaires (l'intestin contient plus de cellules immunitaires que tout le reste de l'organisme). Une levure, *Saccharomyces boulardii* (Ultralevure®), a le statut de médicament.

Les probiotiques sont présents dans un grand nombre d'aliments fermentés traditionnels : le yaourt, bien sûr, mais également le kéfir (lait fermenté), la choucroute, le salami et certaines saucisses.

De façon empirique, les sociétés traditionnelles avaient observé que la fermentation d'un aliment empêchait sa contamination et sa dégradation par les germes pathogènes (par exemple, le yaourt se conserve plus longtemps que le lait). Le premier objectif de la fermentation était donc la conservation des aliments.

Plus récemment, on s'est rendu compte que les probiotiques avaient un intérêt santé intrinsèque. La plupart des effets bénéfiques concernent la digestion des aliments et les intestins :

• Ils augmentent la teneur des aliments en vitamines du groupe B et facilitent la digestion des légumes et des protéines.

• Ils réduisent l'intolérance au lactose. Celle-ci touche jusqu'à 70 % de la population mondiale, avec des différences régionales (moins en Europe qu'en Asie par exemple). Elle se manifeste par des diarrhées, douleurs abdominales ou ballonnements lors de l'ingestion de lait ou de fromage blanc. Les yaourts, eux, sont plus facilement digérés.

• Ils peuvent prévenir les diarrhées, ou en réduire la durée et l'intensité. C'est le cas pour :

– la diarrhée du nourrisson et du jeune enfant ;
– la diarrhée liée à la prise d'antibiotiques ; il semble que les bactéries *Lactobacilli* et *Saccharomyces boulardii* soient ici particulièrement efficaces dans cette prévention ;
– la diarrhée du voyageur, même si les résultats sont sur ce point contradictoires (cela dépend sans doute du lieu et des circonstances du voyage). Quoi qu'il en soit, si vous voyagez beaucoup et êtes sujet à la tourista, pourquoi ne pas prendre des probiotiques avant et pendant votre séjour en pays chaud : observez vous-même si cela vous réussit.

• Les probiotiques pourraient-ils réduire le risque de cancer du côlon ? Même si plusieurs modèles animaux d'expérimentation le suggèrent, il n'y en a aucune preuve directe chez l'homme.

• Une souche de lactobacille (NCFM) a donné des résultats expérimentaux intéressants dans la douleur induite par des maladies inflammatoires de l'intestin et des études cliniques sont en cours. Dans une de ces pathologies inflammatoires, la rectocolite hémorragique, l'administration de *E. coli* Nissle 1917 (Moutaflor®) se révèle aussi efficace qu'un médicament (la 5-ASA), mais il n'y avait pas de groupe placebo. Un lait fermenté (*Lactobacillus casei shirota* ; Yakult®) donne également des résultats intéressants. Le même produit pourrait être utile dans la constipation, surtout lorsque celle-ci est sévère (en deux semaines à un mois).

Les produits de fermentation des probiotiques agissent soit directement sur la muqueuse intestinale, mais aussi indirectement sur le reste de l'organisme :

• Par un mécanisme d'action qui reste à clarifier, certains probiotiques ont une action positive sur la peau. Il est cependant connu que l'intestin joue le rôle du canari (celui qui alerte du danger pour le reste de l'organisme). Un produit contenant un probiotique (*Lactobacillus johnsonii*) associé à des caroténoïdes (Laboratoires Innéov) a fait l'objet d'études cliniques. Les résultats montrent une action protectrice contre les dommages induits par les ultra-violets. Le même probiotique s'oppose à la diminution de l'immunité cutanée résultant d'une exposition aux UV.

• Dans l'eczéma de l'enfant, plusieurs études sur les effets d'un lactobacille (GG) ont produit des résultats convaincants.

• Un effet sur le cholestérol et l'athérosclérose avait été suggéré par l'observation des Masaï. Ce peuple nomade de l'est de l'Afrique est peu touché par les maladies cardio-vasculaires malgré une alimentation riche en viande et en graisses animales. Parallèlement, les Masaï consomment de grandes quantités de yaourt. Mais les études expérimentales n'ont pas confirmé cet espoir. L'effet des probiotiques sur le cholestérol est faible, voire nul.

• *Lactobacillus casei shirota* (présent dans le lait fermenté Yakult®) diminue l'incidence du cancer de la vessie chez la souris et le rat. Chez l'homme, une étude donne des résultats intéressants, mais sa méthodologie est très médiocre (étude rétrospective basée sur un questionnaire). Le même probiotique a été testé dans la prévention des cancers colorectaux. Les résultats ne sont pas convaincants. Enfin, les effets de Yakult® sur le statut immunitaire de l'homme sain ont été testés dans une étude comportant peu de sujets. Il n'existe pas de différence par rapport à ceux recevant un placebo.

• Les femmes sont souvent sujettes aux infections urogénitales. Les principales bactéries incriminées sont *Escherichia coli*, *Staphylococcus saprophycus* et *Enterococcus faecalis*. Certains probiotiques de la famille des lactobacilles colonisent l'intestin puis, tout comme les bactéries incriminées ci-dessus, colonisent le tractus urinaire. Là, elles produisent des molécules antiadhésion qui empêchent la fixation des bactéries pathogènes.

Si vous souhaitez bénéficier des probiotiques, la manière la plus simple d'y parvenir, et sans doute la plus étudiée scientifiquement, sera de consommer des yaourts. Depuis une dizaine d'années, on a vu fleurir un grand nombre de nouveaux laits fermentés aux probiotiques. Parmi eux, Yakult®, dont nous avons déjà parlé plus haut. Mais dans ce cadre, les stars incontestées sont les yaourts au bifidus ainsi que l'Actimel® (Danone) qui contient *L. casei defensis*. Une allégation indique qu'Actimel participe à renforcer les défenses naturelles de l'organisme dans le cadre d'une consommation quotidienne. À vie ?

Sachez cependant que des probiotiques bénéfiques sont tout autant présents dans les yaourts « classiques » ou les laits fermentés.

Si vous consommez peu de yaourts, ou que vous souhaitiez « forcer » la dose en probiotiques, il existe des compléments alimentaires à base de probiotiques. Plus « folklorique », on peut décliner toutes les associations qu'on veut, par exemple, vitamine C + probiotiques (Laboratoires Vitarmonyl), le « duo résistance » comme l'indique l'emballage. On y trouve 180 mg de vitamine C par comprimé (ce qui est acceptable pour un complément alimentaire même si ce n'est pas loin de deux fois les ANC) et deux probiotiques (*Bifidobacterium bifidum* et *Lactobacillus casei*). Les propriétés des deux classes d'actif sont correctement décrites dans la notice mais rien n'est dit sur l'intérêt de l'association. Mais peut-être n'y a-t-il rien à dire et le fabricant laisse-t-il le soin au consommateur d'imaginer ce qu'il veut ?

Attention, pour qu'un probiotique soit efficace sur l'intestin, il faut qu'il y arrive… vivant. Or, certains sont tués dans l'estomac à cause de l'acidité de celui-ci. Les allégations d'un produit ont récemment été rejetées par l'Autorité européenne de sécurité des aliments (EFSA) parce que, en particulier, ce critère n'a pas été vérifié par le fabricant.

Un produit : Immuno Stim® (Urgo) qui associe trois probiotiques (*Lactobacillus acidophilus, Bifidobacterium bifidum et Bifidobacterium infantis*) et un prébiotique (fructo-oligosaccharide).

Une étude bien faite montre qu'Immuno Stim® diminue la survenue d'infection hivernale chez l'enfant et… réduit l'absentéisme scolaire.

♡ Resvératrol

Ce polyphénol est présent dans la peau du raisin. Il est concentré dans le vin rouge et presque autant dans le vin blanc, en particulier issu du cépage pinot noir. Pour cette raison on l'implique dans le *french paradox*. On en trouve également dans la cacahuète et les fruits rouges.

Le « paradoxe français » réside dans le fait que notre population présente une mortalité coronarienne trois fois plus faible que celle des Américains tout en ayant le même cholestérol et en mangeant autant de graisses qu'eux. Mais pas forcément les mêmes graisses (beaucoup moins de graisses saturées dans le sud de la France). Alors *french paradox* lié au resvératrol du vin ou effet du « régime méditerranéen » ? La question reste entière.

Quoi qu'il en soit, des centaines d'articles montrent le bénéfice du resvératrol sur les fonctions cardio-vasculaires et immunitaires, et peut-être même sur la longévité (on peut rêver). Son action est liée à ses puissantes propriétés antioxydantes et anti-inflammatoires.

Un verre de vin par jour ou une gélule de quelques dizaines de milligrammes de resvératrol par jour ? Un dossier à suivre.

Un produit : Oenobiol femme 45+® (Oenobiol). Il est préconisé de prendre deux capsules par jour pendant trois mois. Contient aussi des caroténoïdes.

☠ S-adénosylméthionine (SAMe)

La S-adénosylméthionine (SAMe) est un complément alimentaire relativement récent puisqu'il n'est disponible sur Internet sous la forme de comprimés que depuis 1999. Son succès n'en a pas moins été rapide, puisque ses ventes ont explosé aux États-Unis pour atteindre un chiffre d'affaires de 40 millions de dollars.

La SAMe est un élément naturellement présent en petite quantité dans l'organisme.

Vertus supposées ou réelle efficacité ?

La SAMe intervient dans l'équilibre des neurotransmetteurs du cerveau. Aussi, elle a d'abord été essayée dans le traitement des psychoses. Ce fut un échec. En revanche, plusieurs études ont montré une efficacité, certes modérée, vis-à-vis de la dépression. Mais toutes ces études n'étaient pas de bonne qualité.

La SAMe stimule *in vitro* (en laboratoire) le développement des cellules du cartilage, au niveau des articulations. Aussi a-t-elle été essayée, avec un certain succès, pour réduire les douleurs liées à l'arthrose. Parallèlement, on a évoqué, mais non démontré, son activité bénéfique dans la fibromyalgie.

La SAMe joue un rôle au niveau des membranes des cellules du foie. Ses effets sur l'évolution des maladies du foie comme la cirrhose ont été démontrés chez le singe, mais pas chez l'homme.

Précautions d'usage

Revers de la médaille, certains chercheurs pensent que la SAMe élève les taux sanguins d'une molécule toxique pour le cœur et les artères, l'homocystéine. Aussi, principe de précaution oblige, nous vous déconseillons absolument son utilisation jusqu'à ce que les études scientifiques aient démontré son innocuité aux doses présentes dans les compléments alimentaires.

♡ Sélénium

Il tire son nom de Séléné, la déesse de la Lune, car il se présente sous forme d'une poudre jaunâtre. Le sélénium est présent dans de nombreux aliments, en particulier les viandes, les poissons, les crustacés, les œufs et les céréales.

Le sélénium est un oligoélément qui, malgré sa faible concentration, joue un rôle important car il est impliqué dans le fonctionnement des enzymes qui luttent contre le stress oxydant. À ce niveau, il agit de concert avec la vitamine E. Il est donc souvent présent dans les formules « anti-âge », en particulier en association avec les vitamines antioxydantes A, C et E.

Il existe une région en Chine, le Keshan, qui ne contient pas de sélénium dans son sol. Pas de sélénium dans le sol, donc pas de sélénium ni dans les végétaux ni dans les tissus animaux. Résultat : de nombreux cas de carence parmi les habitants. Lorsqu'elle est sévère, cette carence entraîne une maladie cardiaque grave.

En raison de son action antioxydante, on espérait qu'une supplémentation en sélénium pourrait être utile dans la prévention des cancers gastro-intestinaux et de la prostate, et dans celle des maladies cardiaques. C'est probablement le cas lorsqu'il existe une déficience en sélénium. Mais si vous mangez régulièrement des aliments riches en sélénium (viandes, poissons, crustacés, œufs et céréales), vous ne tirerez pas de bénéfice supplémentaire en prenant des compléments alimentaires à base de sélénium. L'apport optimal en sélénium se situe entre 50 et 100 µg (microgrammes) par jour. Vous ne risquez pas de carence si votre alimentation est variée. Si vous choisissez de prendre des compléments alimentaires, évitez ceux qui dépassent 300 µg par jour : le sélénium s'avère toxique à dose élevée (dès 900 µg par jour) avec des troubles de la peau, des ongles et des cheveux, puis des altérations neurologiques. Par ailleurs, lisez les étiquettes et évitez le sélénium sous la forme de sulphide de sélénium (ou sélénium sulphide) : il est cancérigène en expérimentation animale.

Un produit : la plupart des produits sur le marché sont surdosés. Vous pouvez prendre un demi-comprimé de produit comme celui commercialisé par Lab-Santé qui est dosé à 500 µg.

Spiruline

Complément alimentaire de plus en plus utilisé, la spiruline est une algue bleue d'eau douce. Cette origine particulièrement poétique n'est sans doute pas étrangère à son succès. Elle était déjà exploitée il y a des siècles au Tchad ainsi qu'en Amérique centrale : les Aztèques la faisaient entrer dans la confection des *tortillas*.

Ses vertus supposées

La spiruline est avant tout connue et « cultivée » pour son contenu en protéines (70 % de l'extrait sec) ; parallèlement, elle est riche en fer et en zinc, des minéraux dont manquent souvent les végétariens, ainsi qu'en vitamines du groupe B. Inversement, elle est pauvre en matières grasses, ce qui rapproche sa composition de celle… d'un poisson maigre.

Curieusement, la spiruline a bénéficié d'une inflation d'allégations pour la plupart farfelues.

Dans les catalogues publicitaires des marchands de rêve, on peut lire des choses telles que : « La spiruline est utilisée depuis de très nombreuses années et son succès ne se dément pas. C'est un excellent complément des régimes amincissants car elle diminue la sensation de faim. Tonique, elle redonne énergie et vitalité, elle aide à soutenir l'effort physique chez les convalescents et les sportifs. Très bonne également pour les personnes âgées. S'associe facilement avec le ginseng et la gelée royale. On conseille (sans étude qui supporte cette idée) des cures de trois semaines renouvelables. »

Sa réelle efficacité

Le marketing autour de la spiruline évoque donc pêle-mêle :

– une amélioration de la glycémie chez le diabétique et un effet anticholestérol ;
– un effet tonique chez le sportif, un effet anti-âge ;
– une action aide-minceur.

En réalité, aucune de ces propriétés n'a pu être sérieusement prouvée.

La spiruline est théoriquement une source intéressante de protéines végétales, mais globalement il n'existe pas de carence en protéines dans les pays développés. Par ailleurs, les légumes secs, le soja, les pâtes, le riz ou le pain sont également riches en protéines végétales, et ce pour un coût plus modique.

La spiruline est réputée riche en vitamine B12. Il existe en fait deux formes de cette vitamine. La forme active se situe presque exclusivement dans les produits d'origine animale comme la viande, les œufs, le poisson ou les produits laitiers. Les végétariens qui se privent volontairement de ces aliments ont un risque élevé de carence en vitamine B12, et constituent fort logiquement les principaux consommateurs de spiruline. À leur détriment, malheureusement ! En effet, c'est une forme *inactive* dans l'espèce humaine que contient la spiruline. Cette forme inactive augmente même le risque de carences en vitamine B12 active, car elle gêne l'action de cette dernière dans le corps humain. Contrairement à ce que laissent croire certaines publicités, la spiruline constitue donc une réponse inadaptée voire dangereuse pour les végétariens et les végétaliens : prendre de la spiruline risque d'aggraver leur déficit en vitamine B12.

Mode d'emploi et précautions d'usage

La spiruline est source de protéines, de fer et de zinc, ce qui la rend potentiellement intéressante pour les végétariens. Mais attention, elle risque d'aggraver les carences en vitamine

B12 ! Si vous êtes végétalien, pensez donc également à prendre une vraie supplémentation en vitamine B12.

La spiruline est riche en ADN ; c'est donc une source d'acide urique. Il en résulte un risque de goutte ou de calcul du rein en cas d'apport important : parlez-en à votre médecin et ne dépassez pas 5-10 g par jour.

Taurine

La taurine fut découverte en 1827 dans la bile de bœuf (*Bos taurus*), d'où son nom. L'intérêt porté à cet acide aminé est relativement récent (1975), lorsque l'on a découvert qu'en soumettant de jeunes chatons à un régime dépourvu de taurine, ceux-ci devenaient aveugles par dégénérescence de la rétine. Puis, on a constaté chez des prématurés nourris au lait de vache (qui ne contient pas de taurine) une diminution des réserves corporelles en cet acide aminé. Les laits infantiles à base de soja n'en contiennent pas non plus. Par contre, le lait de femme en renferme 50 mg/l, ce qui suffit à couvrir les besoins de l'enfant.

Les sources principales sont la viande et les mollusques (en particulier les palourdes et les huîtres).

Ses rôles sont multiples ; en particulier, elle participe au bon développement des tissus (cerveau, rétine). D'où l'enrichissement de laits infantiles (autorisé en France depuis 1986 sans d'ailleurs de spécification de doses).

La taurine est présente dans les sels biliaires ; elle joue donc un rôle important dans la digestion et l'absorption des graisses. La taurine est enfin un antioxydant puissant et pour cette raison est préconisée (sous forme de gélules de 200 à 500 mg) par certains comme produit anti-âge. On la trouve aussi dans des boissons énergisantes (*health drink*). Son action sur certaines cellules du système immunitaire est prouvée. À côté de cela, on trouve des allégations maladie dans une foule d'indications : anxiété, insuffisance cardiaque, antiarythmique, convulsions, lithiase biliaire, diabète et ses complications. Nous en passons et des meilleures. Il y a là beaucoup d'études pharmacologiques, mais bien peu de travaux chez l'homme.

Recommandation : aucun intérêt actuellement.

Thé

Après l'eau, le thé est la boisson la plus consommée au monde. À la cueillette, tous les thés sont verts. Le thé natif devient ensuite du thé noir en fermentant un à trois jours avant d'être stabilisé par un processus de chaleur sèche. Pour sa part, le thé vert est stabilisé par la chaleur avant toute fermentation, juste après sa cueillette.

Le thé contient de la caféine et de la théobromine, deux molécules responsables de son effet stimulant. Il est surtout riche en catéchines, une classe de polyphénols (voir page 179), et notamment en épigallocatéchinegallate. Avec son nom à coucher dehors, cette molécule serait la principale responsable des effets du thé.

Vertus supposées ou réelle efficacité ?

Sur culture cellulaire et en expérimentation animale, les catéchines du thé ont montré avoir un effet antioxydant et antimutagène, d'où l'espoir que sa consommation puisse réduire les risques de maladies cardio-vasculaires et de cancer. Et chez l'homme ?

- Au plan cardio-vasculaire, l'étude japonaise publiée en 2006 par S. Luryama trouvait un moindre risque d'infarctus du myocarde parmi les grands consommateurs de thé vert, ainsi qu'une longévité accrue. Cette protection était particulièrement nette chez la femme ; elle s'explique par la baisse du cholestérol (le thé vert augmente les pertes fécales de graisses et de cholestérol), par une fluidité du sang (moins de risque de caillot) et par un effet antioxydant. Les résultats sont plus décevants concernant le thé noir : d'après diverses études réalisées en Europe, il n'aurait pas cet effet protecteur. Il est vrai que le thé noir est deux à trois fois moins riche en catéchines, les molécules protectrices, que le thé vert. De plus, les Occidentaux mettent souvent un nuage de lait dans leur thé ; or, le lait réduit considérablement l'assimilation des catéchines. Ceci explique sans doute cela.

• Au plan du cerveau, et toujours au Japon, les grands consommateurs de thé vert sont moins touchés par le déclin cognitif et par les maladies de Parkinson ou d'Alzheimer.

• Au plan du cancer, les résultats sont moins nets, mais certains vont dans le même sens : le thé vert semble conférer une légère protection (tout du moins en Extrême-Orient), mais non le thé noir. Si vous êtes amateur, évitez de boire votre thé trop chaud : la consommation régulière de boissons très chaudes élève le risque de cancer de l'œsophage, car l'extrême chaleur est irritante pour vos cellules.

• Au plan de l'obésité et du diabète, la consommation de thé vert est associée à un meilleur équilibre de la glycémie ainsi qu'à une légère baisse du poids. Cette baisse touche surtout la graisse abdominale, la plus néfaste pour la santé.

• Les polyphénols du thé diminuent de moitié la digestion du fer, d'où un risque d'anémie chez les grands consommateurs. Il est donc préférable de déguster sa *cup of tea* le matin ou dans l'après-midi, mais de l'éviter au déjeuner de midi et au dîner : c'est au cours de ces deux repas que nous consommons des aliments riches en fer. Ce conseil est surtout valable pour les personnes à faibles réserves en fer : végétariens, femmes enceintes, femmes ayant des règles abondantes, enfants.

• La plupart des études montrent chez l'homme des effets protecteurs du thé portant sur le thé « boisson », et non sur les compléments alimentaires. Si vous êtes cependant tenté par les compléments alimentaires à base de thé, privilégiez les extraits de thé vert ; prenez-en 200 à 400 mg par jour, et vérifiez sur l'emballage ou la notice sa teneur en polyphénols : celle-ci doit être certifiée à au moins 90 % de l'extrait, avec au moins 40 % d'épigallocatéchinegallate.

Mode d'emploi et précautions d'usage

Riche en catéchines, le thé est globalement une boisson bénéfique, mais il n'a pas livré tous ses secrets : il faudra encore de nombreuses études scientifiques pour préciser son intérêt exact.

Si vous souhaitez vous faire du bien en buvant du thé, privilégiez le thé vert (ou le thé blanc, une variété subtile de thé vert), ne le prenez pas trop chaud (pour éviter le cancer de l'œsophage) et buvez-en quatre à six tasses par jour. Si vraiment vous tenez à en prendre sous forme de compléments alimentaires, vous avez l'embarras du choix. Par exemple Drainage minceur bio®, des Laboratoires Yves Ponroy, qui associe au thé vert des jus d'ananas et de pamplemousse au sein d'une ampoule buvable. Si cela ne vous fait pas de bien, au moins cela ne vous fera pas de mal.

☠ Tryptophane et sérotonine

Le L-tryptophane est un acide aminé. Il est métabolisé, en plusieurs étapes, en sérotonine, appelée également 5-hydroxytryptamine. Le tryptophane ou ses métabolites sont vendus comme antidépresseurs. Ses nombreux effets secondaires (en particulier comportementaux et neurologiques) font qu'il faut le fuir définitivement. D'ailleurs, la vente du L-tryptophane est totalement interdite en France.

Vigne rouge

Sa feuille contient des flavonoïdes (quercitine, isoquercitine, kaempferol). Décidément on trouve de tout dans tout. Les laboratoires Boehringer Ingelheim proposent un extrait (AS 195) dans leur produit Antistax® Jambes Actifs. Un produit pour les sportifs ? Non, contre les jambes lourdes. Voilà bien le genre d'allégation qui ne veut rien dire mais qui permet de ne pas écrire « lutte contre les troubles circulatoires périphériques » qui est une allégation maladie, donc interdite. Le fabricant présente une étude positive réalisée sur 260 sujets. La méthodologie est excellente (double aveugle, testé contre placebo, recherche d'une relation entre la dose administrée et l'effet, etc.). L'extrait réduit l'œdème et les manifestations de l'insuffisance circulatoire dans la jambe. Il semble atoxique.

⚠ Vitamines en cocktail

Vitamines A, E, C, bêta-carotène : une pincée de l'une, un soupçon de la deuxième, une louche de la troisième et un peu (ou plus) de la quatrième. On trouve ces mélanges improbables de vitamines et d'oligoéléments dans toutes sortes d'indications (santé, tonus, mémoire, nutricosmétique, etc.). Il n'y a en fait rien d'extraordinaire à attendre de ce type de mélange.

Lorsque ces comprimés sont trop dosés, on note même une augmentation de la mortalité chez les fumeurs (voir page 107), ce qui est un comble !

Lorsque, en plus, le mélange contient des vitamines du groupe B, voire du zinc et/ou du cuivre, on ne sait vraiment plus qui fait quoi et qui interagit avec qui. Une étude scientifique n'a de valeur que pour un mélange donné à des concentrations données. De toute façon, une étude de consommation a bien montré que les plus grands utilisateurs de ces cocktails sont ceux qui… en ont le moins besoin !

Il a été écrit qu'une diminution des concentrations sanguines en vitamines B6, B9 et B12 était associée à un risque plus élevé de cancer de la prostate ; cela ne semble pas être vrai. Plus encore, l'analyse de quatre importantes études montre qu'il ne sert à rien d'absorber ces vitamines dans le cadre de la prévention de ce cancer.

Dans l'étude française Suvimax, conduite par le Pr Serge Hercberg, sur 7 876 femmes et 5 141 hommes adultes, la prise de suppléments en vitamine E, vitamine C, carotène, sélénium et zinc diminuait la survenue de cancer chez les hommes mais pas chez les femmes. En fait, cette différence est très probablement liée au fait que les femmes mangeaient beaucoup plus de fruits et légumes que les hommes : ces fruits et légumes leur apportaient suffisamment de vitamines et minéraux, et elles ne tiraient donc pas bénéfice d'un apport supplémentaire sous la forme d'un complément alimentaire. En revanche, les hommes moins friands de salade, haricots verts et autres nourritures légères, gagnaient à prendre ce complément alimentaire.

Les cocktails de vitamines n'ont d'intérêt que si vous vous restreignez, ou que vous mangez peu de fruits et légumes ; c'est par exemple le cas des régimes très (trop) restrictifs, des pertes d'appétit liées à une maladie, des alimentations déséquilibrées ou encore de l'anorexie des personnes âgées. Choisissez alors un cocktail qui vous apporte des quantités modérées de vitamines et minéraux, sans dépasser 100 % des ANC. Lisez les notices ou demandez conseil à votre médecin ou pharmacien. À l'inverse, les comprimés mégadosés tels ceux vendus aux États-Unis ou par Internet sont nocifs, car l'excès vitaminique s'avère toxique.

Vitamine A

La vitamine A est présente en grande quantité dans le foie de veau, le lait, le beurre, les fromages, l'œuf, certains poissons. Elle a de nombreux rôles physiologiques, en particulier dans la vision, la croissance, le renouvellement tissulaire et l'immunité. Il existe en fait plusieurs dérivés de la vitamine A et un métabolite actif, l'acide rétinoïque. En France, la carence en vitamine A est exceptionnelle.

Il existe peu de déficit car le foie stocke la vitamine A : dans les périodes ou l'on consomme peu d'aliments riches en vitamine A, l'organisme utilise ces réserves. En cas d'apports trop élevés, l'intoxication est donc insidieuse et se voit essentiellement lors des prises de compléments alimentaires sans contrôle médical. Elle se manifeste par des troubles de la peau, une perte de cheveux, puis par des maux de tête et des douleurs musculaires. Elle touche aussi le foie, allant jusqu'à la cirrhose.

Son efficacité dans le traitement de cancers reste à prouver. Sa supplémentation (hors carence prouvée) n'a aucun intérêt. Elle est totalement déconseillée chez la femme enceinte (risque de malformation fœtale) et peut également être très vite toxique chez l'enfant (risque de fracture).

Vitamine B6

Son nom savant est le pyridoxal. On la trouve dans de nombreux aliments (viande, poisson, légumes verts, fruits, céréales complètes), de sorte que la carence est extrêmement rare en France.

La vitamine B6 intervient dans la synthèse et l'activité de nombreux neurotransmetteurs ; ces molécules jouent un rôle majeur dans le fonctionnement du cerveau. Pour cette raison, on l'a proposée dans le traitement du syndrome prémenstruel, qui touche près d'une femme sur deux dans les jours qui précèdent les règles. Le syndrome prémenstruel se manifeste par une gêne physique (gain de poids, œdème, ballonnement digestif, gonflement des seins, maux de tête) et par des troubles psychologiques (irritabilité, anxiété, perte de contrôle). On estime que le syndrome prémenstruel perturbe de façon majeure la vie de tous les jours chez 5 % des femmes. Or, la vitamine B6 semble bien être efficace pour réduire ces troubles. Seul problème, la dose : il en faut généralement au moins 50 mg par jour, et souvent 100 mg, alors que les apports recommandés sont de l'ordre du milligramme. Or, il faut savoir que la limite de sécurité est de 10 mg/jour, car des travaux expérimentaux ont clairement montré chez l'animal que des doses de l'ordre de 200 mg/jour et plus pouvaient être neurotoxiques. On ne peut donc pas assurer l'innocuité à long terme de la prise régulière de complément alimentaire apportant 100 mg, ou plus, de vitamine B6.

Si vous souffrez d'un syndrome prémenstruel particulièrement marqué et que la vitamine B6 vous soulage, limitez-vous à des doses inférieures à 10 mg par jour, et parlez-en à votre médecin afin qu'il puisse diagnostiquer au plus tôt une éventuelle toxicité pour vos cellules nerveuses.

En cas de syndrome carentiel, mieux vaut donc l'acheter sous forme de médicament, sur prescription et sous contrôle médical.

Vitamine B12

Également appelée cobalamine, la vitamine B12 se trouve essentiellement dans les aliments d'origine animale (viandes, poissons, œufs, produits laitiers), notamment dans les abats (foie, rognon) et dans les poissons gras (maquereau, sardine). À l'inverse, elle est absente des produits végétaux (féculents, fruits, légumes, etc.) ; les produits intermédiaires riches en micro-organismes tels que les champignons, les algues et les bactéries en fabriquent ; un fruit contaminé apportera donc… un peu de vitamine B12 !

La vitamine B12 joue un rôle important dans la physiologie des globules rouges et dans l'intégrité du système nerveux. Les besoins en vitamine B12 sont modestes (environ 2 µg par jour) ; sa carence est grave (anémie et surtout troubles neurologiques irréversibles), mais exceptionnelle sauf dans certaines maladies ou opérations digestives, ou encore chez les végétaliens stricts : ces derniers ont un besoin vital d'une supplémentation en vitamine B12, donc de complément alimentaire ; si c'est votre cas, parlez-en à votre médecin, et ne comptez pas sur la spiruline, car, paradoxalement, sa pseudo-vitamine B12 aggrave les carences (voir page 190).

D'après diverses études, les compléments alimentaires de vitamine B12 pourraient aider à prévenir les maladies cardiovasculaires, mais les preuves formelles d'une telle supplémentation manquent encore. Enfin, on ne lui connaît pas de toxicité.

Vitamine C

La vitamine C est sans doute la vitamine la plus présente dans les compléments alimentaires. Comme les autres vitamines (sauf la vitamine D, voir page 204), l'homme ne sait pas fabriquer la vitamine C ; nous sommes donc totalement dépendants de l'apport alimentaire. On trouve la vitamine C dans l'ensemble des fruits et des légumes (même dans la pomme de terre). Les fruits rouges, le cassis, le kiwi, le citron et les agrumes en sont très riches. L'acérola (petite baie exotique) en est particulièrement riche : plus de trente fois le taux de vitamine C de l'orange.

Certains d'entre vous regardent attentivement la notice de leurs médicaments et peuvent ainsi noter la présence de la vitamine C dans la catégorie des excipients. En fait, la vitamine C est ce que l'on appelle un « agent réducteur » et, comme tel, contribue à la lutte contre les phénomènes d'oxydation. On la trouve aussi comme additif (quelquefois sous son autre nom, acide ascorbique) au sein d'aliments ou de médicaments pour les protéger de l'oxydation et de la dégradation. Dans ce contexte, le taux maximum autorisé est faible : 30 mg/100 g.

Exceptionnelle en France, la carence en vitamine C génère des troubles que l'on réunit sous le terme de scorbut : saignements, perte de dents, altération de la peau, grande fatigue… Un apport alimentaire de 10 mg par jour suffit pour l'éviter, ce qui est pratiquement toujours le cas dans les pays développés. Pour une santé optimale, les apports recommandés se situent entre 50 et 120 mg par jour (les valeurs les plus élevées concernent les sportifs, les fumeurs et les personnes âgées).

A-t-on intérêt à en prendre plus ? À voir le grand nombre de compléments alimentaires comprenant de la vitamine C, on pourrait le penser. La vitamine C y est présente soit sous une forme isolée, soit associée à d'autres nutriments : cela va des polyvitamines aux pilules « antifatigue », en passant par les « antirhume »…

Dans un livre publié en 1972, le prix Nobel Linus Pauling préconisait de prendre de fortes doses de vitamine C (1 à 4 g par jour) pour booster les défenses immunitaires et combattre les infections, en particulier les rhumes ou la grippe. En réalité, cet effet protecteur n'est réel que pour les personnes soumises à de grands efforts physiques : marathoniens, skieurs de fond, soldats en manœuvre, etc. Dans les autres cas, la vitamine C ne réduit ni la durée ni la gravité des symptômes : c'est ce que montre la méta-analyse réalisée par Douglas en 2004 et portant sur 11 000 participants issus de 29 études.

La vitamine C est un antioxydant et participe au fonctionnement des cellules immunitaires (en particulier, elle peut forcer certaines cellules à se « suicider »). Son action antioxydante est double : directement, en éliminant les radicaux libres et, indirectement, en régénérant la vitamine E sous forme active, laquelle est également un puissant antioxydant. Ceci paraissait être une base logique de l'association des vitamines C et E dans la prévention du cancer et des maladies cardiovasculaires. Cette piste était d'autant plus prometteuse que les résultats des études épidémiologiques suggéraient une relation entre un faible apport en vitamine C et les risques de ces maladies. Cette relation est liée à la consommation de fruits et de légumes : les grands consommateurs ont effectivement moins de risques et, parallèlement, ont un apport élevé en vitamine C puisque les fruits et les légumes en sont riches. Mais l'effet protecteur des fruits et légumes est plus lié à d'autres composants, tels les polyphénols (voir page 179) qu'à la vitamine C elle-même. Effectivement, à la différence des études ayant porté sur une consommation globale de fruits et légumes, celles portant sur une supplémentation exclusive en vitamine C ne trouvent pas d'effet protecteur vis-à-vis du cancer ou des maladies cardio-vasculaires. Dommage…

La vitamine C agit par ailleurs au niveau de la synthèse de carnitine (voir page 130) et de diverses hormones ou neurotransmetteurs (molécules intervenant dans la transmission d'information entre les nerfs). N'espérez pas pour autant gagner en tonus et en vitalité en prenant des compléments alimentaires de vitamine C : les résultats des études la comparant à un placebo ont été décevants.

Mode d'emploi et précautions d'usage

Au total, n'espérez pas monts et merveilles de la vitamine C. Si vous mangez régulièrement des fruits et des légumes (crus : car sinon la vitamine C est détruite par la chaleur et passe dans l'eau de cuisson), vous ne gagnerez rien à la prendre sous forme de complément alimentaire. Dans le cas inverse, contentez-vous de complément alimentaire apportant des doses modérées, en vous rappelant que 100 mg par jour sont largement suffisants. En tout état de cause, ne dépassez pas 500 mg par jour. En effet, des compléments alimentaires « mégadosés » (pouvant apporter jusqu'à 3 g de vitamine C) sont potentiellement toxiques, avec un risque de diarrhée et de douleurs abdominales ainsi que de calculs rénaux. De plus, alors qu'elle est antioxydante à dose « alimentaire », la vitamine C peut changer du tout au tout et devenir pro-oxydante à forte dose, notamment lorsqu'elle est associée à du fer ou du cuivre : elle risque alors plus de favoriser que de prévenir vieillissement accéléré, cancer et maladies cardio-vasculaires.

Un cas particulier, celui des traitements anticancéreux : vous avez peut-être lu ici ou là que la vitamine C peut ralentir la progression d'un cancer ; il s'agit d'études au cours desquelles elle est administrée par voie intraveineuse. Mais nous ne sommes plus là dans le domaine de la complémentation nutritionnelle : la vitamine C est intégrée ici à une chimiothérapie bien précise.

Dans quelques autres circonstances, la vitamine C peut néanmoins être utilisée à forte dose (500 mg ou plus), mais sur prescription médicale et pour une durée limitée dans :

- les anémies liées à un déficit en fer ;
- les maladies du collagène, par exemple dans certaines affections rhumatismales ;
- les retards de cicatrisation.

Il s'agit donc bien dans ces cas d'un médicament.

Pour la vitamine C, la dose est donc un critère fondamental de sa classification : médicament à partir de 500 mg ; complément alimentaire au-dessous de 200 mg.

Il faut toutefois lire attentivement les notices pour ne pas se faire piéger : la Juvamine 500® laisse penser que cette spécialité contient 500 mg de vitamine C. En fait, il n'en est rien. L'acronyme se rapporte au fait que 500 g d'oranges donnent 200 mg de vitamine C. Juvamine 500® est donc un complément alimentaire et pas un médicament. CQFD.

Un produit : C Biane® (Pileje). À base d'acérola, chaque comprimé contient 120 mg de vitamine.

♡ Vitamine D

Les aliments riches en vitamine D sont l'huile de foie de morue, les poissons gras (saumon, maquereau, thon, sardine, hareng, espadon), le foie, le jaune d'œuf et les produits laitiers gras. En effet, cette vitamine se trouve toujours associée à des graisses : une alimentation trop « light » risque donc de générer une carence.

De façon très particulière, une fraction importante de la vitamine D est synthétisée par la peau sous l'action du soleil. C'est la seule vitamine qui, dans l'espèce humaine, soit pour une part synthétisée par l'organisme. Une mauvaise blague dit que les hommes qui vivent longtemps ont une femme acariâtre : ils sont dehors plus souvent ! Un corps exposé au soleil au cours de l'été synthétisera des quantités élevées de vitamine D ; celle-ci sera alors stockée dans l'organisme, puis utilisée les mois suivants (automne, hiver). Une exposition régulière à la lumière extérieure assure une bonne partie des besoins en vitamine D, même lorsqu'elle se limite au visage et aux mains. À l'inverse, les personnes âgées vivant en institution (et par là même sortant peu) sont particulièrement sujettes aux carences.

La vitamine D joue un rôle fondamental dans la solidité des os, et ce à deux titres : elle est indispensable à une bonne assimilation du calcium alimentaire ; elle régule le développement et la minéralisation osseuse. Une carence en vitamine D est cause de rachitisme chez le jeune enfant, et, chez la personne âgée, d'ostéoporose, de chute et de fracture du col du fémur.

À l'heure actuelle, on découvre que la vitamine D agit à bien d'autres niveaux que l'os. Elle joue un rôle important dans les défenses immunitaires de l'organisme, ainsi que dans la multiplication et la prolifération cellulaire. Inversement, une carence en vitamine D est associée de façon significative à certains cancers, notamment du côlon, au diabète et au syndrome métabolique. Ce dernier associe obésité, diabète et hypercholestérolémie, ainsi qu'un excès de graisse sur le ventre (ce qu'on appelle vulgairement la bedaine) ; il est source de maladies cardio-vasculaires.

Enfin, la vitamine D pourrait ralentir le vieillissement, en particulier celui d'une zone impliquée dans la mémoire et appelée hippocampe. Effectivement, les personnes âgées ayant des taux sanguins élevés en vitamine D ont des meilleurs scores aux tests cognitifs que celles ayant un taux bas, reflet d'apports insuffisants.

Lutte contre l'ostéoporose et réduction du risque de fracture du col du fémur ; prévention du diabète, des maladies cardio-vasculaires et du cancer du côlon ; ralentissement du déclin intellectuel lié à l'âge : il n'en fallait pas plus pour que de nombreux gériatres et nutritionnistes recommandent une supplémentation systématique après 65 ans, notamment chez les personnes vivant en institution.

Mode d'emploi et précautions d'usage

Habituellement, les doses recommandées sont de 400 UI par jour, mais il semblerait qu'un apport de 800 à 1 000 UI par jour soit plus adéquat chez la personne âgée. De façon optimale, il faut associer le calcium à la vitamine D. Une autre option, plus simple à mettre en œuvre, consiste à prendre une dose de charge (100 000 UI) chaque trimestre.

Attention néanmoins au surdosage. Un excès de vitamine D s'avère toxique pour le rein (calculs rénaux), le cœur (calcifications indésirables) et le squelette. Si vous vous exposez régulièrement au soleil et mangez plusieurs fois par semaine des poissons gras, des œufs et du foie de morue (pour les originaux), vous n'avez sans doute pas besoin de vitamine D sous la forme d'un complément alimentaire. N'hésitez pas à en parler à votre médecin.

Dans ce cadre, prenez aussi en compte les produits alimentaires enrichis. Ainsi, un pot de 100 g de Calin® de Yoplait apporte 162 mg de calcium (20 % des AJR) et 1,25 µg de vitamine D (25 % des AJR). Dans Taillefine Calci+® (Danone), le pot de 100 g apporte la même quantité de vitamine D mais 400 mg de calcium (50 % des AJR) ; qui dit mieux ? Taillefine le Brassé® (Danone) est à 184 mg de calcium mais à 1,56 µg de vitamine D (31 % des AJR) et il est 0 % de matières grasses. Donc on enrichit en ceci et on appauvrit en cela. Et les linéaires des supermarchés débordent de produits comme cela. Calin® le matin, un Brassé® le midi et un Calci+® à la framboise au goûter et on a déjà réalisé 81 % des apports recommandés. Est-ce vraiment raisonnable ? Comment voulez-vous que le consommateur s'y retrouve ? Comment construire un régime équilibré dans ces conditions ?

De façon pratique, deux laitages ainsi enrichis par jour sont suffisants.

Vitamine E

Son nom savant est alpha-tocophérol ; en fait, il existe au moins sept autres formes de vitamine E, chacune ayant une activité légèrement différente. Pour cette raison, les concentrations sont souvent exprimées en ET (équivalent tocophérol). La vitamine E est apportée principalement par les huiles végétales (entre 10 et 50 mg pour 100 g d'huile) et, pour le reste, par les fruits et légumes.

La vitamine E est un puissant antioxydant (en particulier en association avec la vitamine C) et possède des propriétés anti-inflammatoires. Elle protège de l'athérosclérose en réduisant l'agressivité du cholestérol (plus précisément du cholestérol LDL, le « mauvais » cholestérol) vis-à-vis des artères. Par ailleurs, la carence expérimentale en vitamine E sur des animaux de laboratoire conduit à de multiples troubles : maladie de la rétine, dégénérescence neurologique, atrophie musculaire, stérilité et avortements spontanés. Ces propriétés en font un « actif anti-âge » très populaire et les allégations relatives au traitement de la maladie d'Alzheimer, de la cataracte ou encore de la dégénérescence maculaire (de l'œil) liée à l'âge vont bon train. Que faut-il en penser ?

Mode d'emploi et précautions d'usage

Si l'on considère les résultats de l'ensemble des études disponibles chez l'homme, on arrive à la conclusion que la supplémentation en vitamine E est… dangereuse au plan cardiovasculaire : à partir de 150 mg par jour, le danger augmente avec la dose ! Par ailleurs, concernant le système nerveux, les muscles ou les yeux, les compléments alimentaires riches en vitamine E n'ont pas apporté la preuve de leur efficacité. Concernant le cancer, un taux élevé de vitamine E dans le sang est corrélé à une baisse du risque ; c'est une étude réalisée sur plus de 21 000 Finlandais suivis pendant six à dix ans qui le montre clairement.

Comment expliquer ces données parfois contradictoires ? La carence en vitamine E est rare ; elle peut être observée lors de régimes trop restrictifs ou de certains troubles digestifs avec diarrhée importante. Si vous mangez de tout, et si vous consommez des huiles végétales (olive, colza, tournesol, maïs, etc.), votre apport en vitamine E est suffisant et vous ne tirerez aucun bénéfice des compléments alimentaires. De plus, ces derniers n'apportent généralement qu'une seule forme de vitamine E, l'alpha-tocophérol, alors qu'il en existe au moins huit dans la nature, chacune ayant son utilité : l'équilibre entre les différentes formes de vitamine E sera donc meilleur avec les huiles qu'avec les compléments alimentaires. Enfin, l'analyse de l'ensemble des données de la littérature laisse penser que la prise de mégadoses de vitamines E, de façon prolongée, augmente la mortalité toutes causes confondues ! Donc, attention ! D'autant plus qu'un régime équilibré permet de couvrir les besoins en vitamine E.

Si vous décidez néanmoins de prendre un complément alimentaire, choisissez-en un qui ne vous apporte pas que l'alpha-tocophérol, mais également les autres formes de la vitamine E. Et surtout, évitez les mégadoses. Rappelez-vous qu'avec 15 mg par jour, vos besoins sont largement couverts. Si vous croyez faire mieux en en prenant plus (ce qui n'est pas prouvé), ne dépassez pas 100 mg par jour : au-delà, les dangers sont supérieurs aux bénéfices.

Zinc

Les aliments les plus riches en zinc sont les légumes secs, les fruits de mer, le poisson, les céréales complètes et la viande. Certaines céréales contiennent cependant beaucoup de phytates qui s'opposent à l'absorption intestinale du zinc.

Le zinc est un oligo-élément qui joue un rôle majeur dans la multiplication de vos cellules. À ce titre, il intervient dans les processus de cicatrisation, d'immunité, de croissance et de maturation sexuelle.

Vertus supposées ou réelle efficacité ?

Les compléments alimentaires de zinc ont été proposés pour lutter contre diverses affections :

- les infections, et notamment la grippe ;
- l'anorexie mentale, car la carence en zinc se manifeste par un dégoût de la nourriture ;
- l'infertilité masculine, car celle-ci est présente dans certaines régions d'Iran ou d'Égypte connues pour leurs faibles apports alimentaires en zinc ;
- l'oxydation et le vieillissement, en raison de son rôle dans plusieurs étapes des processus oxydatifs.

En fait, l'efficacité de ces compléments alimentaires n'a réellement été démontrée qu'en cas de carence sévère ; celle-ci est rare, et se manifeste dans certaines situations extrêmes : alimentation végétalienne ou très déséquilibrée, nutrition intraveineuse exclusive en réanimation, troubles digestifs graves, certaines maladies génétiques. En dehors de ces cas, il n'y a pas de preuve quant à l'intérêt d'une supplémentation en zinc.

Mode d'emploi et précautions d'usage

Nous avons besoin d'environ 10 mg de zinc par jour, quantité qui nous est fournie par une alimentation normalement diversifiée. Si vous pensez pouvoir bénéficier des compléments alimentaires vous apportant du zinc, lisez bien la notice pour éviter les excès. Ne dépassez pas un apport de 20-25 mg par jour, car au-delà surviennent des effets secondaires :

- carence d'un autre oligoélément, le cuivre, car le zinc en gêne l'assimilation digestive ;
- douleurs abdominales ; pour les éviter, prenez vos comprimés de zinc avec les repas et non entre ;
- accentuation paradoxale des processus d'oxydation, source potentielle de vieillissement, maladies cardio-vasculaires et cancer : comme avec d'autres antioxydants, le trop est l'ennemi du bien, et à forte dose la molécule protectrice (en l'occurrence le zinc) devient délétère.

Un sulfate de zinc (Avazinc®) est couramment utilisé en milieu hospitalier.

Conclusion

Cette conclusion est provisoire car le sujet est en perpétuel mouvement.

Les compléments alimentaires constituent un fait de société et répondent à un concept qui se développe malgré la mise en place d'une réglementation spécifique. Parce que la population des pays occidentaux vieillit et que les personnes âgées sont plus riches (ou moins pauvres) que par le passé, qu'elles veulent vivre plus longtemps et mieux, elles constituent une cible privilégiée des vendeurs de rêve.

Aux États-Unis, 40 à 68 % de la population consomment des compléments alimentaires, le plus souvent multivitaminés. Pourtant, si l'on juge la prévalence de l'obésité dans ce pays, cette pratique ne semble pas être associée à un meilleur état nutritionnel.

En fait, derrière le complément alimentaire se cache l'alicament car c'est l'« allégation maladie » (même si celle-ci n'est pas mise en exergue) qui est recherchée par le consommateur et la nouvelle législation européenne, qui a introduit la notion d'allégation santé avec prévention du risque de maladie, complique encore les choses. De fait, un tiers des sujets qui ont appelé un centre antipoison aux États-Unis en 1998 pour un effet secondaire lié à un complément alimentaire prenait celui-ci pour soigner une maladie. De plus, l'utilisation de compléments alimentaires en vue de traiter une maladie peut constituer une véritable perte de chance pour certains malades.

La crédibilité et la sécurité d'utilisation des « aliments à propriétés bénéfiques pour la santé » reposent sur la responsabilité de plusieurs acteurs :

– les industriels qui courageusement mettent en œuvre des études expérimentales et cliniques alors qu'ils risquent d'être très rapidement copiés (il n'est pas facile d'obtenir des brevets dans ce domaine) ;
– les médecins, véritables arbitres du marché ;
– les pouvoirs publics dont la responsabilité est double : aux agences (Afssa en particulier) de définir le bénéfice et le risque, à l'administration (DGCCRF) et aux politiques de le gérer.

Parmi les pays développés, la France jouit d'un véritable paradoxe nutritionnel, avec un moindre taux d'obésité et de maladies cardio-vasculaires que dans la plupart des autres contrées. Celui-ci repose certainement sur le fait que nos repas sont structurés, diversifiés et (mais pas forcément) assez équilibrés.

Notre position est simple : il y a les compléments alimentaires dont l'utilisation ne doit être recommandée qu'à ceux qui en ont réellement besoin et il y a les médicaments. Par ailleurs, il n'y a, à l'heure actuelle, que peu d'espace rationnel pour les alicaments.

Testez vos connaissances

… et obtenez le label « consommateur moyennement avisé ».

1. Une majorité des compléments nutritionnels destinés aux sportifs de haut niveau sont contaminés par des produits dopants. Il faut donc :
   a. ne pas faire de sport
   b. ne pas consommer de compléments alimentaires
   c. faire attention à la provenance du produit
   d. ne pas aller s'entraîner aux États-Unis.

2. Un prébiotique est :
   a. le précurseur d'un probiotique qui est lui-même le supporter d'un biotique
   b. une forme préhistorique de biotique
   c. l'élément clé d'une interface homme-machine
   d. une substance qui participe au maintien de l'équilibre intestinal.

3. Il n'y a pas de vitamine qui s'appelle vitamine J car :
   a. le découvreur de la vitamine K était superstitieux (le J lui portait malheur et il a donc sauté une lettre)
   b. les noms des vitamines n'ont pas été choisis selon l'ordre alphabétique
   c. le nom est protégé sur Internet
   d. c'est la même chose que la vitamine C.

Réponses : Il fallait répondre 1-c ; 2-d ; 3-b.

Glossaire

Afssa. Agence française de sécurité sanitaire des aliments (gère les compléments alimentaires).

Afssaps. Agence française de sécurité sanitaire des produits de santé (gère les médicaments).

Alicament. Il s'agit d'un aliment ou d'un nutriment présenté comme possédant des propriétés curatives à l'égard des maladies humaines.

Antioxydant. Substance capable de neutraliser ou de réduire les dommages causés par les radicaux libres, molécules responsables de l'oxydation des cellules dans l'organisme. Les radicaux libres sont responsables du vieillissement cellulaire.

Apport nutritionnel conseillé (ANC). Il est égal au besoin nutritionnel moyen, mesuré sur un groupe d'individus, auquel est ajoutée une marge de sécurité statistique pour prendre en compte la variabilité d'un individu à l'autre et permettre de couvrir les besoins de la plus grande partie de la population.

DGCCRF. Direction générale de la concurrence, de la consommation et de la répression des fraudes (59, boulevard Vincent-Auriol, 75703 Paris Cedex 13).

Double aveugle. Il s'agit d'une étude où ni les expérimentateurs ni les participants ne savent ce qui est administré (placebo, produit de référence, produit à tester). La nature du traitement reçu est inscrite dans une enveloppe cachetée qui n'est ouverte qu'une fois l'étude terminée. Cela est nécessaire pour éviter de biaiser les résultats de l'étude, surtout lorsque le paramètre évalué est de nature subjective.

Médicament par présentation. Toute substance ou composition présentée comme possédant des propriétés curatives ou préventives des maladies humaines, que lesdites propriétés existent ou non.

Médicament par fonction. Tout produit administré à l'homme en vue de restaurer, corriger ou modifier des fonctions organiques.

Méta-analyse. Une étude donnée ne comprend pas, généralement, suffisamment de sujets pour obtenir des résultats sur des paramètres cliniques généraux (infections, mortalité...). L'agrégation des résultats obtenus au décours de toutes les études sur le sujet est une méta-analyse. Elle confère la puissance statistique nécessaire pour conclure.

Monopole pharmaceutique. Il concerne :
– la fabrication des médicaments : établissement pharmaceutique ;
– la distribution des médicaments : officine.

Phyto-. Du grec *phytos*, « plante ». Ce sont des composés naturels que l'on trouve dans les légumes et dans les fruits ; par exemple les phytostérols, les phyto-œstrogènes.

Placebo. Produit ne contenant aucune substance active.

Index

Bibliographie

Albanes D., Heinonen O. P., Huttunen J. K., Taylor P. R., Virtamo J., Edwards B. K. *et al.*, « Effects of alpha-tocopherol and beta-carotene supplements on cancer incidence in the Alpha-Tocopherol Beta-Carotene Cancer Prevention Study », *Am. J. Clin. Nutr.*, 1995, 62 (Suppl.), p. 1427S-1430S.

Alcalay C., *Compléments alimentaires à visée solaire. Quelle composition ? Quelles preuves ? Quelle législation ?*, thèse d'exercice de la faculté de pharmacie, université Paris-Descartes, juillet 2007.

Anonyme, « Compléments alimentaires : l'ordre ne peut pas établir de liste sélective », *Les Nouvelles pharmaceutiques*, 1999, n° 177, p. 7.

Anonyme, « DHEA : une nécessaire mise au point », *Les Nouvelles pharmaceutiques*, 2001, n° 223, p. 8-9.

Anonyme, *Les Nouvelles pharmaceutiques*, 20 décembre 2005, n° 311.

Arlt W., Allolio B., « Dehydroepiandrosterone replacement therapy », *Curr. Opin. Endocrinol. Diabetes*, 2001, 8, p. 130-139.

Arthus F., « Alicaments : la santé dans l'assiette », *Les Nouvelles pharmaceutiques*, 1999, n° 66, p. 61-65.

Ayotte C., Lévesque J.-F., Cléroux M., Lajeunesse A., Goudreault D., Fakirian A., « Sport nutritional supplements : Quality and doping controls », *Can. J. Appl. Physiol.*, 2001, 26 (Suppl.), p. S120-S129.

Baelde D., « Les aliments santé : nouvel enjeu de la consommation alimentaire », *B.I.D.*, 1997, n° 3, p. 57-61.

Baker D. H., « Animal models in nutrition research », *J. Nutr.*, 2008, 138, p. 391-396.

Baulieu E. E., Thomas G., Legrain S., Lahlou N., Roger M., Debuire B. *et al.*, « Dehydroepiandrosterone (DHEA), DHEA sulfate and aging : Contribution of the DHEAge Study to a sociobiomedical issue », *Proc. Natl. Acad. Sci. USA*, 2000, 97, p. 4279-4284.

BENNETAU-PELISSERO C., « Les phyto-œstrogènes : molécules néfastes ou bénéfiques ? » *Lett. sci. Instit. franç. nutr.*, 1997, n° 47, p. 1-7.

BERNARD M., COUDERC R., CYNOBER L., « Les aliments traditionnels : remèdes de bonne femme ou pharmacopée du XXIe siècle. L'exemple de la Curcumine », *Cah. nutr. diét.*, 2005, 40, p. 325-334.

BJELAKOVIC G., NIKOLOVA D., GLUUD L. L., SIMONETTI R. G., GLUUD C., « Mortality in randomized trials of antioxidant supplements for primary and secondary prevention », *JAMA*, 2007, 297, p. 842-857.

BLOCK G., JENSEN C. D., NORKUS E. P., DALVI T. B., WONG L. G., MCMANUS J. F. *et al.*, « Usage patterns, health, and nutritional status of long-term multiple dietary supplement users : a cross-sectional study », *Nutrition J.*, 2007, 6, p. 30-51.

BLONDÉ-CYNOBER F., AUSSEL C., CYNOBER L., « Use of ornithine α-ketoglutarate in clinical nutrition of elderly patients », 2003, 19, p. 73-75.

BORUM P. R., « Supplements : questions to ask to reduce confusion », *Am. J. Clin. Nutr.*, 2000, 72 (Suppl.), p. 538S-540S.

BOSTICK R. M., POTTER J. D., MC KENZIE D. R., « Reduced risk of colon cancer with high intake of vitamin E : The Iowa Women's health Study », *Cancer Res.*, 1993, 53, p. 4230-4237.

BOUCKENOOGHE T., REMACLE C., REUSENS B., « Is taurine a functional nutrient ? », *Curr. Opin. Clin. Nutr. Metab. Care.*, 2006, 9, p. 728-733.

CHEMTOB-CONCÉ M.-C., « Le nouveau cadre réglementaire des allégations nutritionnelles et de santé », *Gaz. Palais.*, 2007, n° 96-97, p. 48-51.

CLARKE J. O., MULLIN G. E., « A review of complementary and alternative approaches to immunomodulation », *Nutr. Clin. Pract.*, 2008, 23, p. 49-62.

COLLIN C., GAUTIER B., GAILLARD O. *et al.*, « Protective effects of taurine on humain hair follicule growth *in vitro* », *Intern. J. Cosmetic Sci.*, 2006, 28, p. 289-299.

CYNOBER L., « Au nom de la loi, du principe de précaution, et… du simple bon sens, je vous arrête ! » *Cah. nutr. diét.*, 2001, 36, p. 315-316.

CYNOBER L., « Ornithine α-ketoglutarate », *in* Cynober L. (éd.), « Metabolic and therapeutic aspects of amino acids in clinical nutrition », Boca Raton, *CRC Press*, 2004, p. 633-646.

CYNOBER L., « Amalgame, confusion et législation inadéquate », *Cah. nutr. diét.*, 2006, 41, p. 65-66.

CYNOBER L., « Complément alimentaire, alicament, médicament : qui est qui ? ou Faust revisité », *Cah. nutr. diét.*, 2008, 43, p. 15-21.

DE GROOTE D., BENAICHE L., CAMPION M. D., « Allégations santé et définition du médicament : quelle frontière ? », *Bull. ordre pharma.*, 2003, n° 378, p. 69-77.

De Groote D., Martin A., « Les allégations santé, du droit à la santé publique », *Cah. nutr. diét.*, 2003, 38, p. 105-113.

Derache R., « Les alicaments : ne pas nuire et ne pas tromper », *Cah. nutr. diét.*, 1999, 34, p. 136.

Derumeaux H., Martin A., Kalonji E., Lafforgue C., Berta J. L., « Comment évaluer les compléments alimentaires à visée cosmétique ? », *Cah. nutr. diét.*, 2005, 40, p. 214-219.

Dillon J.-C., « La taurine », *Cah. nutr. diét.*, 1991, 26, p. 412-415.

Dreno B., « Nouvelles méthodes d'évaluation appliquées à une association brevetée de lacto-lycopène, d'isoflavones de soja et de vitamine C dans la correction du vieillissement cutané », *Nouvelles dermatol.*, 2003, 22, p. 1-6.

Eberhardie C., « Nutritional supplements and the EU : Is anyone happy ? », *Proc. Nutr. Soc.*, 2007, 66, p. 508-511.

Fischler C., Masson E., *Manger. Français, Européens et Américains face à l'alimentation*, Odile Jacob, 2008.

Gerber M., « Intérêt des tomates dans la prévention des maladies chroniques dégénératives », *Britta. nutrition*, 2001, n° 46, p. 1-2.

Ghandour M., *Propriétés pharmacologiques de l'huile d'argan*, thèse de doctorat en pharmacie, université Paris-Descartes, juin 2005.

Guéniche A., Benyacoub J., Buetler T. M., Slama H., Blum S., « Supplementation with oral probiotic bacteria maintains cutaneous immune homeostasis after UV exposure », *Eur. J. Dermatol.*, 2006, 16, p. 511-517.

Guillon F., « Le marketing des aliments santé », *Lett. sci. Instit. fr. nutr.*, 2003, n° 92, p. 1-10.

Gupta R. C., Kim S. J., « Role of taurine in organs' dysfunction and in their alleviation », *Crit. Care Shock.*, 2003, 6, p. 191-197.

Huxtable R. J., « Physiological actions of taurine », *Physiol. Rev.*, 1992, 72, p. 101-163.

Jia X., Mc Neill G., Avenell A., « Does taking vitamin, mineral and fatty acid supplements prevent cognitive decline ? A systematic review of randomized controlled trials », *J. Hum. Nutr. Diet.*, 2008, 21, p. 317-336.

Kitous B., « La consommation d'"alicaments" chez les femmes enceintes. Résultats d'enquête et ébauche de scénarios », *Lett. sci. Instit. fr. nutr.*, 2001, n° 79, p. 1-16.

Lahlou S., « Des aliments tu feras médecine : Hippocrate revisité », *Cah. nutr. diét.*, 1999, 34, p. 108-113.

Lambert M., Viala G., « L'affaire Cantoni C./ France », *Les Petites Affiches*, 1997, n° 26, p. 19-24.

LAPLACE J.-P., « Amalgame et mauvaise pub », *Cah. nutr. diét.*, 2006, 41, p. 15-16.

LAPLACE J.-P., « Allégations nutritionnelles et de santé pour les produits alimentaires : Quel avenir ? », *Bull. Acad. natl. méd.*, 2006, 190, p. 1663-1682.

LECERF J.-M., « Phytostérols et phytostanols : Quel bénéfice cardio-vasculaire ? », *Cholé-Doc.*, 2007, n° 101, p. 1-4.

LECERF J.-M., « Phyto-œstrogènes et os : de nouvelles données », *Cah. nutr. diét.*, 2007, 42, p. 207-217.

LI Y., SCHELLHORN H. E., « New developments and novel therapeutic perspectives for vitamin C », *J. Nutr.* 2007, 137, p. 2171-2184.

MARFAING H., LAURENT P., « Les algues alimentaires : freins et motivations. » *Lett. sci. Instit. fr. nutr.* 2002, n° 86, p. 1-10.

MARTIN A., « La nutraceutique : concept mercatique ou nouvelle science », *Rev. prat.*, 2000, 50, p. 817-818.

MARTIN A. (coord.), *Apports nutritionnels conseillés pour la population française*, Paris, Tec & Doc, 2001.

MASON P., « One is okay, more is better ? Pharmacological aspects and safe limits of nutritional supplements », *Proc. Nutr. Soc.*, 2007, 66, p. 493-507.

MEUNIER C., « Les compléments alimentaires : quel potentiel de marché ? », *Britta Nutrition*, 2003, n° 64, p. 1-2.

MOLLET A., *Étude critique de trois compléments alimentaires proposés dans le cadre de la perte de poids*, thèse d'exercice de la pharmacie, université Paris-Descartes, septembre 2007.

MORLEY J. E., « Is the hormonal fountain of youth drying up ? », *J. Gerontol. Med. Sci.*, 2004, 59, p. 458-460.

OUBRIER A., « Compléments alimentaires : soyez difficiles ! », *Moniteur des pharmacies*, 1999, n° 2308, p. 16-20.

OUILLET C., *Marketing, aliments et santé*, RIA Éditions, 2006.

PALMER M. E., HALLER C., MC KINNEY P. E., KLEIN-SCHWARTZ W., TSCHIRGI A., SMOLINSKE S. C. *et al.*, « Adverse events associated with dietary supplements : an observational study », *Lancet*, 2003, 361, p. 101-106.

PARROT J., « DHEA : sachez résister », *Les Nouvelles pharmaceutiques*, 2001, n° 218, p. 1-2.

PASCAL G., MARESCHI J.-P., CONTOR L., ANTOINE J.-M., « Redécouverte des propriétés fonctionnelles de l'aliment : fondements scientifiques généraux », *Cah. nutr. diét.*, 2006, 41, p. 39-45.

PASCAL G., MARESCHI J.-P., CONTOR L., ANTOINE J.-M., « Démonstration scientifique des fonctions des aliments associés à la santé », *Cah. nutr. diét.*, 2008, 43, p. 31-36.

PRASAD A. S., « Clinical, immunological, anti-inflammatory and antioxidant roles of zinc », *Exp. Gerontol.*, 2008, 43, p. 370-377.

REDMOND H. P., STAPLETON P. P., NEARCY P., BOUCHIER-HAYES D., « Immunonutrition : The role of taurine », *Nutrition*, 1998, 14, p. 599-604.

REID G., « Probiotic agents to protect the urogenital tract against infection », *Am. J. Clin. Nutr.*, 2001, 73 (Suppl.), p. 437S-443S.

RICHELLE M., BORTLIK K., LIARDET S. *et al.*, « A food-based formulation provides lycopene with the same bioavailability to humans as that from tomato past », *J. Nutr.*, 2002, 132, p. 404-408.

RITCHIE M., « Use of herbal supplements and nutritional supplements in the UK : What do we know about their pattern of usage ? », *Proc. Nutr. Soc.*, 2007, 66, p. 479-482.

RIOU-MILLIOT S., « Aliments et cancer, ce qu'il faut savoir », *Sciences et avenir*, avril 2008, p. 55-69.

ROBERFROID M., « Côlon, prébiotiques et probiotiques, et effets sur la santé », *Lett. sci. Inst. fr. nutr.*, 2008, n° 126, p. 1-5.

SCHERNHAMMER E., WOLPIN B., RIFAI N., COCHRANE B., MANSON J. A., MA J. *et al.*, « Plasma folate, vitamine B6, vitamine B12, and homocysteine and pancreatic cancer risk in four large cohorts », *Cancer Res.*, 2007, 67, p. 5553-5560.

SCHLIENGER J. L., « L'ail au banc d'essai dans la prévention cardio-vasculaire et les maladies métaboliques », *Cah. nutr. diét.*, 2007, 42, p. 225-227.

SOYER Y. P., « Success story : du Lithothamnium à Nutridyne® base », *Britta Nutrition*, 1999, n° 23, p. 2-3.

STEPHENS F. B., CONSTANTIN-TEODOSIU D., GREENHAFF P. L., « New insights concerning the role of carnitine in the regulation of fuel metabolism in skeletal muscle », *J. Physiol.*, 2007, S81, p. 431-444.

TRABER M. G., FREI B., BECKMAN J.-J., « Vitamin E revisited : do new data validate benefits for chronic disease prevention ? », *Curr. Opin. Lipidol.*, 2008, 19, p. 30-38.

Union européenne, règlement (CE) n° 1925/2006 du Parlement européen et du conseil du 20 décembre 2006 concernant l'adjonction de vitamines, de minéraux et de certaines autres substances aux denrées alimentaires, 2006, L404/26-38.

Union européenne, règlement (CE) n° 1924/2006 du Parlement européen et du conseil du 20 décembre 2006 concernant les allégations nutritionnelles et de santé portant sur les denrées alimentaires, 2007, L12/3-15.

VASSON M.-P., GOUDABLE J., HININGER-FAVIER J., *Conseil en compléments alimentaires*, collection Pro-officina, Rueil-Malmaison, Groupe Liaisons, 2007.

WEBB G. P., *Dietary Supplements and Junctional Food*, Oxford, Blackwell Publishing, 2006.

WEBB G. P., « Nutritional supplements and conventional medicine ; what should the physician know ? », *Proc. Nutr. Soc.*, 2007, 66, p. 471-478.

WERNEKE U., « Risk management of nutritional supplements in chronic illness : the implications for the care of cancer and depression », *Proc. Nutr. Soc.*, 2007, 66, p. 483-492.

ZEISEL S. H., « Is there a metabolic basis for dietary supplementation ? », *Am. J. Clin. Nutr.*, 2000, 72 (2 suppl.), p. 507S-511S.

Remerciements

À Mme M. Micheau pour son enthousiasme et sa disponibilité pour la dactylographie du texte.

Au doyen C. Dreux et au professeur J. Delattre pour avoir favorisé la création d'un service de nutrition à la faculté de pharmacie de l'université Paris-Descartes.

Au doyen D. Durand et au professeur A. Legrand pour avoir favorisé son essor.

À M. J. Parrot et à M. le professeur Viala (CNOP) pour avoir fait découvrir à l'un des auteurs l'univers fascinant de la relation médicament-alicament.

À Me O. Saumon et à Me C. Roquelle (avocats) pour nos moments de complicité dans le cadre de nos activités de conseil auprès du CNOP.

À Mme D. Baelde (DGCCRF). Son expertise a bénéficié à l'apprentissage de l'un de nous lors de nombreuses réunions de la Cedap.

Table

OUVRAGES DE JACQUES FRICKER
CHEZ ODILE JACOB

Bien cuisiner les saveurs du monde (avec Anne Deville), 2009.

Les Meilleurs Régimes du monde (avec Dominique Laty), 2008.

Simple comme maigrir, 2008.

Cuisiner vite et bon. La bonne cuisine minceur (avec Anne Deville), 2007.

Desserts en fête (avec Philippe Conticini), 2007.

Le Régime liberté, 2007.

Maigrir vite et bien, 2006 ; « Poches Odile Jacob », 2007.

Manger pour bien maigrir, 2005.

Être mince, en bonne santé et bien dans sa peau, 2004.

Le Nouveau Guide du bien maigrir, 2002.

Bien manger pour être au top. Cœur, cerveau, santé, 2002.

Le Régime sur mesure, 2001.

Maigrir en grande forme, 1999 ; « Poches Odile Jacob », 2002.

Desserts en liberté. Le plaisir en gardant la forme (avec Philippe Conticini), 1999.

Le Guide de l'alimentation de l'enfant (avec Anne-Marie Dartois, Marielle du Fraysseix), 1998.

La Cuisine du bien maigrir. De la forme à la santé, 1998.